形象・数・音で

鍼灸医学を科学する

―ツボを介した量子的シグナル伝達経路の解明―

三角大慈

みかどクリニック院長

野口晴哉のレガシー（遺産）によって、現代医療の

パラダイムシフトが始まった。

ごく近い将来、

鍼治療は伝統医療から最先端医療へと変貌する！

序

私たちの身体は、緻密な情報交換によって成り立っている。身体における「情報発信」は、これまでは「脳」にあると考えられていたが、身体の各臓器や組織が発していることが最近の研究で明らかになってきた。

脳は情報処理センターとして働いているのであって、情報の発信源は一つ一つの細胞にある。身体を構成している細胞は、私たちが日々会話しているが如くにそれぞれの言葉を持っている。

では、臓器や細胞は、どうやって"会話"しているのか？　その答えを、NHK スペシャル「人体」の番組紹介記事から抜粋してみる。

・・・・・・・・・・・・・・・・・・・・・・

最新の科学によって、細胞から細胞へ情報を伝える物質が次々と見つかっている。その数は、なんと数百種類以上にものぼると言われている。昔から、脳などごく限られた臓器が「ホルモン」と呼ばれる物質を出して、他の臓器に情報を伝えていることは知られていた。しかしその後、「サイトカイン（細胞間情報伝達物質）」や「マイクロ RNA」など、様々な名前で呼ばれる物質を、脳以外にもあらゆる臓器や細胞が出し、情報をやりとりしていることが分かってきた。

番組では、これらの"臓器や細胞からのメッセージを伝える物質"を、まとめて「メッセージ物質」と呼んでいる。メッセージ物質は、血液や神経を伝って全身を行き交い、それを受け取った他の臓器や細胞が、さまざまな作用を引き起こす。そんな臓器や細胞同士のにぎやかなおしゃべりが、実はわたしたちの体の働きや病気の発生など、命の根幹に関わる大切な役割を果たしていることが明らかになってきた。

今、医学の世界で、これまでの「人体観」を覆す、**巨大なパラダイムシフト**が起こりつつある。

今までは、人体のイメージと言えば、「脳が全体の司令塔となり、他の臓器はそれに従う」というものだった。ところが最新科学は、その常識を覆した。なんと、「体中の臓器が互いに直接情報をやりとりすることで、私たちの体は成り立っている」そんな驚きの事実が明らかになってきた。このいわば「臓器同士の会話」を知ることで、いま医療の世界に大革命が起きている。例えば、がんや認知症、メタボなどの悩ましい病気を克服する画期的な方法が成果をあげ始めているのだ。

・・・・・・・・・・・・・・・・・・・・・・・・

現代医療や先端科学によって臓器や細胞間での情報のやり取りをする「メッセージ物質」が数多く発見されてきている。実に画期的な発見ではあるが、これらの研究対象はあくまでも質量をもった物質に限定されている。光や電磁波、音などの**量子的シグナル**の情報伝達回路の研究は一切おこなわれていない。

考え見て欲しい！　現代の私たちは電磁波や光を使って情報伝達する携帯電話やパソコンを自由自在に使っている。この現実からしても、未だ現代医療や先端科学が情報伝達に物質だけに固執し続けることはおかしいと言わざるを得ない。まるで、手紙のやり取りで情報を相手に伝えているような前時代的な情報伝達手段の研究と揶揄されても仕方ないであろう。

中国の古典には、「ツボ」は**神気**が体内と体外とを自由に出入りするところと記されている。神気とは、今風に言うならば情報・エネルギーとなるであろう。つまり、私たちの身体は身体内部だけではなく、身体外部ともダイナミックな情報・エネルギーのやり取りをおこなっているということだ。このような情報伝達の仕組みは、質量をもつ「メッセージ物質」だけでは到底説明はつかない。質量をもたない光や電磁波、音といった量子的シグナルの情報伝達経路の存在が不可欠である。

つまり、鍼灸医学の独自の概念である「ツボ」を介した**量子的シグナル**の情報伝達経路が私たちの身体には間違いなく存在するということだ。

鍼治療は、気という量子的シグナルを使った最先端医療技術であり、「経絡」は情報伝達経路、「ツボ」は情報を受け取るレセプターである。ごく近い将来、鍼治療は伝統医学としてでなく最先端医療として現代医療で必ず見直されてくるであろう。

令和３年３月３日　三角大慈

形象・数・音で
鍼灸治療を科学する
―ツボを介した量子的シグナル伝達回路の解明―

序

目次

第2章　経絡について…73

第３章　背骨にある数理と経穴（ツボ）…109

第1章
鍼灸医学を科学する

現代医学を学んだ医師にとって、鍼灸治療と聞いてまず思い浮かぶのがまったく耳慣れない「ツボ」という概念である。「ツボ？　何それ？　エビデンスはあるの？　」と、すぐに否定的な連想が思い浮かんでくる。

また、40年以上にわたって鍼治療を日々の治療に取り入れ、研究してきた筆者でさえ、現代の鍼灸治療には少しも魅力を感じない。経験主義が横行し、科学的思考の欠如、鍼灸師の質の低下等々。

しかし筆者は、近い将来、現代医療の現場で鍼治療は最先端医療へと変貌を遂げると確信している。そのためには、旧態依然とした鍼治療を科学的に解明する必要がある。特に、以下の3点が重要であると考える。

1・「ツボ」「経絡」の科学的な検証
2・「ツボ」を介した量子的シグナル伝達回路の仕組みの解明
3・気の原理を十進法で論理化し、「ツボ」の部位およびその意味を解明する。

そして何よりも、経験主義を排除し、誰にでも同じ治療効果が出せるような治療法の確立である。その一つに、筆者が独自に開発したNAM治療（Neo Acupuncture Method）がある。雷や台風、波の音といった自然音を電気信号に変換した微弱電流を「ツボ」に通電する近未来型の鍼治療である。今現在、100種類ほどの音源がある。

●「ツボ」の科学的考察

細胞一つ一つは意識をもっている。すべての細胞の集合意識が「私」である。集合体の情報は脳が演算する。脳はある意味CPU（Central Processing Unit）と考えられる。そして、細胞膜を介して、個々の細胞は情報・エネルギー・物質を互換変換している。その伝達経路は、体内の細胞間同士はもちろんのこと体外の外部空間ともダイナミックに繋がっている。

中国の古典には、「経穴」は神気が体内と体外とを自由に出入りするところと記されている。神気は、今風に言うならば情報・エネルギーとなるであろう。また、筆者のおよそ40年の臨床結果からも、「ツボ」は生体内の情報系と深く関わり合っていることが判明している。

「ツボ」は鍼治療独自の概念であるが、科学的根拠はなく、作用機序の科学的解明も不明のままである。また、鍼治療は名人芸を要し、再現性に乏しい。しかし、これらの問題は次の2点を科学的に解明すると解決できる、と著者は考えている。

◇「ツボ」は**コンデンサー機能**を有すると考えられるので、密集した六角形に配列した6量体構造の神経シナプス様組織の発見。電気シナプスとは、細胞間がイオンなどを通過させる分子で接着され、細胞間に直接イオン電流が流れることによって細胞間のシグナル伝達が行われるシナプスのことを指す。網膜の神経細胞間や心筋の筋繊維間などで広範に見られる。電気シナプスは無脊椎動物の神経系では一般的にみられるが、脊椎動物の中枢神経系では見出されていなかった。しかし後になって、海馬や大脳皮質の抑制性介在神経細胞の樹状突起間で発見され、重要な伝達手段となっていることが見出された。

◇「ツボ」を介した複合的な周波数スペクトルを有する電気信号による未だ科学的に解明されていない未知なる**量子的シグナル**のシグナル伝達経路の解明。

今現在、創薬目的に質量をもつ**分子シグナル**の細胞内における情報伝達経路の研究が盛んにおこなわれているが、分子シグナル以外に音や電磁波といった量子的シグナルによる情報伝達経路の研究は殆どおこなわれていない。

しかし、量子的シグナルによる情報伝達経路は間違いなく存在する。その根拠となっているのが、著者が独自に開発したNAM治療のおよそ40年にわたる数多くの臨床結果である。

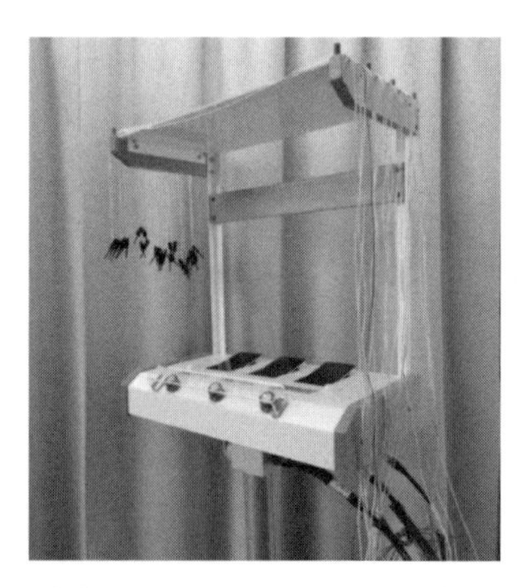

独自に開発したNAM装置

●「ツボ」のコンデンサー機能

音を電気信号に変換した微弱電流を身体に通電すると、まず細胞膜で電気に対する応答が起こる。主にリン脂質からなる脂質二重層構造をもつ細胞膜の両側に電圧がかかり、電流が流れると、細胞膜はコンデンサーとして機能する。

コンデンサーは、充電や放電をおこなうことで電圧を安定させ、電気の通り道で余計なノイズを取り除くことができる。

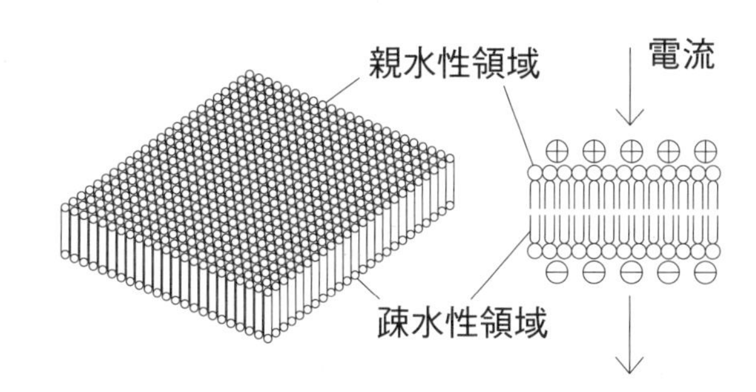

脂質二重層からなる生体膜

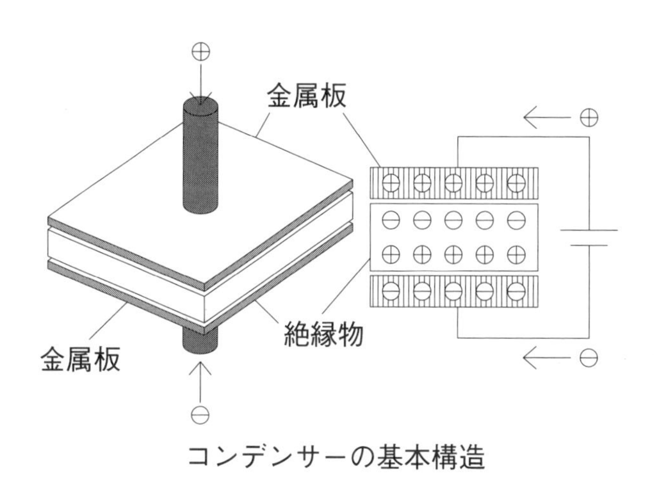

コンデンサーの基本構造

「ツボ」はコンデンサー機能を合わせ持つと考えられる。生体内の微弱電流は本来、地面にアースして電気を循環させているが、今の私たちは靴を履くなどして**身体に電気を溜めてしまう**。この電気を溜めているコンデンサーの役割をしているのが「ツボ」の機能の一つと考えられる。

「ツボ」に電気が溜まると電位が高まり様々な滞りが生じ、それぞれの細胞に行くべきエネルギーやイオン化された成分の循環が低下し、細胞レベル、器官の機能低下を起こす。「ツボ」のコンデンサーの機能失調が起こると過電流が生じ最終的には細胞不全が起こり、がん化する。

●「ツボ」を介した情報伝達経路

未だ科学的には解明されていないが、著者は「ツボ」を介した情報伝達経路が存在することを数多くの症例で検証している。その臨床結果から、以下のようなことが判明した。

◇「ツボ」と音は鍵と鍵穴の関係になっており、両者が合致しないと治療効果はない。

◇「ツボ」に間違った音のもつ情報が伝達されると、治療効果がないことは勿論のこと、患者の症状が悪化することがある。過去において、治療直後に血圧が急激に上昇したケースが一例ある。

◇人為的につくられた擬音では治療効果がない。

鍼灸治療の名人でない著者は、「ツボ」に鍼を刺しただけでは治療効果をだすことはできなかった。そこで、「ツボ」に音を電気信号に変換した微弱電流を通電する治療法を思い至った。その過程で最初に分かったことは、「ツボ」と音の関係である。しかし、これだけでは全く不十分であった。著者が追い求めていたのが、生命の根幹から癒される「生命の質」を向上させる医療だったが故。

目の前に立ち塞がっている大きな壁が「**太極の壁**」であると判明するには随分と長い時間を要した。太極の壁を破って初めて「生命の質」が向上することが分かった。しかし、この太極の壁を打ち破るには、更に多くの失敗や挫折と共に多くの難問を解き明かしていかねばならなかった。

例えば、身体のどの部位に太極の壁を破る「ツボ」があるのか？　その太極の壁を破る気の原理は何なのか？　どのような音で破れるのか？　その羅針盤となったのが数霊理論である。著者の**数霊理論**の理解が深まるにつれて次第に、これらの問題は解決していったという経由がある。

数霊理論とは気の原理であり、気の原理を理解するとは十進法を理解するに他ならない。十進法とは1から10の数を説くことにある。10の数は単数化して1となるので、結局は1から9の数を説くことになる。「洛書」に表示されている9数理である。更に、「河図」には数の合局理論が表記されている。1・6水局、2・7火局、3・8木局、4・9金局、5・10土局の合局理論を理解することは必須である。ここが分からなかったら、太極の壁を破って初めて可能となる癒しの治療ができるはずもない。その詳細は後述する。

●創薬における情報伝達経路

細胞表面にはさまざまな受容体がある。なかでも「Gタンパク質共役型受容体（GPCR）」は生体のあらゆる細胞にあって、心拍や消化、呼吸、脳の活動に至るまで、生命維持に不可欠な身体機能のほぼすべてに関与している。それだけにGPCRを標的とする薬は、高血圧、うっ血性心不全、潰瘍、喘息、不安症、アレルギー、ガン、偏頭痛、パーキンソン病などさまざまな病気の治療に使われている。

現在使われている薬の約50％は、この細胞膜に埋め込まれた「Gタンパク質共役型受容体（GPCR）」というタンパク質をターゲットにしている。この受容体は細胞膜を蛇行して7回出入りするので、7回膜貫通型受容体とも呼ばれる。細胞外の部分は、細胞に送られてきた分子シグナルを受信するアンテナの役割を担う。一方，細胞の内側の部分は，細胞膜のすぐ下にあるGタンパク質というシグナル処理装置を活性化し，細胞内情報伝達経路を始動させる。

細胞内では、情報を次々に伝えるため、たくさんの**タンパク質**が経路をつくっている。最終的にはその情報が細胞核へ伝わり、特定の遺伝子が発現してタンパク質が合成され、細胞の増殖や分化、分泌などが起きる。ある経路に**正常に機能しないタンパク質**が一つでもあると**異常なシグナルが伝達され**、その結果、病気をひきおこす可能性が発生する。

それ故、創薬においては、細胞内の情報伝達を担うさまざまなタンパク質の構造解析が非常に重要になってくる。

●ホルモンの受容体（細胞膜受容体、細胞内受容体）

特定のホルモンの働きの標的となる細胞や器官のことを、それぞれ標的細胞、標的器官という。標的細胞と標的器官は、自身に作用するホルモンと結合するための受容体（レセプター）をもつ。標的細胞や標的器官がもつ受容体と、その受容体に対応できるホルモンとが結合することで、そのホルモンの働きが発揮される。

ホルモンの受容体には、細胞膜受容体と細胞内受容体の2種類がある。

細胞膜受容体：

標的細胞の細胞膜の表面に存在する受容体を細胞膜受容体という。細胞膜受容体に結合するホルモンには、カテコールアミンとペプチドホルモンがあげられる。

副腎髄質ホルモンには、アドレナリン、ノルアドレナリン 、ドーパミン があり、これらを総称してカテコールアミンという。アドレナリン、ノルアドレナリンは交感神経が緊張すると瞬時に分泌されるホルモンである。

ペプチドホルモンには、バソプレッシン（抗利尿ホルモン）、オキシトシン、成長ホルモン、インスリン、グルカゴン、ガストリン、コレシストキニン、セクレチン、心房性ナトリウム利尿ペプチド（ANP）（心房性ナトリウム利尿因子（ANF））などがある。

細胞内受容体：

核や細胞内に存在する受容体を細胞内受容体という。細胞内受容体に結合するホルモンには、ステロイドホルモンと甲状腺ホルモンがあげられる。また、どちらののホルモンも細胞膜を通り抜けられる。ステロイドホルモンが結合する受容体は、細胞質に存在する。また、甲状腺ホルモンが結合する受容体は、核の中のDNA（デオキシリボ核酸）に存在する。

レセプターの存在場所の違いは、水溶性と脂溶性の違いでもある。細胞膜は脂質で出来ているので、脂溶性ホルモンである甲状腺ホルモンやステロイドホルモンは容易に細胞膜を通過することができる。一方、水溶性ホルモンである交感神経を興奮させるアドレナリン、ノルアドレナリンは細胞膜を通過することができないので細胞膜表面にレセプターがある。

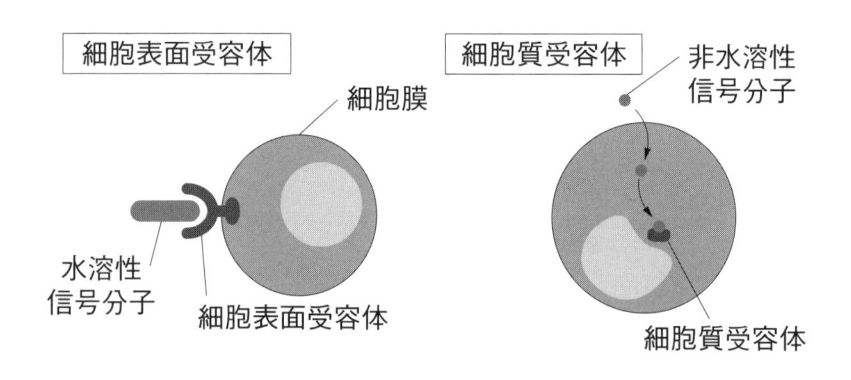

脂溶性ホルモンと水溶性ホルモンの伝達経路の違いは、即、筆者が独自に開発したNAM治療にも反映される。脂溶性ホルモンの副腎と甲状腺の調整は、胸椎7番左一側、胸椎8番9番右一側を取穴する。いわゆる、野口整体の9・7・8操法である。9・7・8操法については後述する。

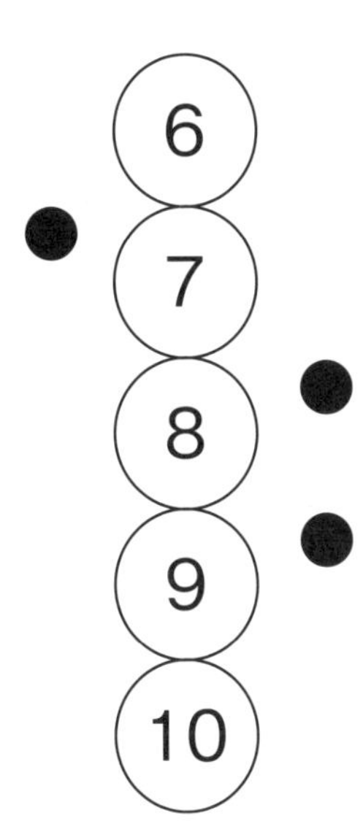

脂溶性ホルモンの副腎、甲状腺の調整

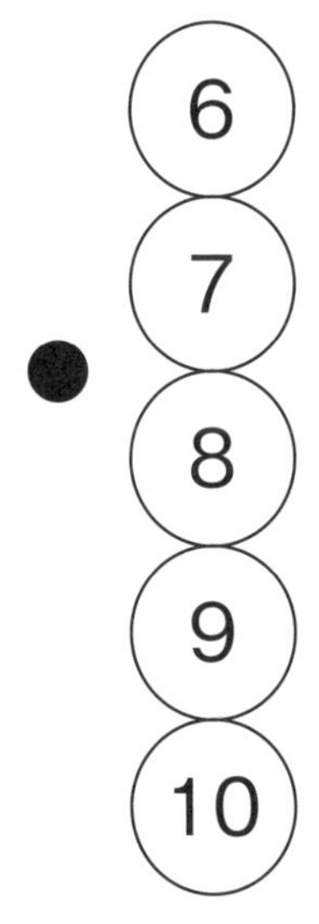

交感神経の調整

一方、交感神経を興奮させる水溶性ホルモンのアドレナリン、ノルアドレナリンの調整は、9・7・8操法した後に胸椎8番左二側で交感神経の過剰な熱を抜く。当然、脂溶性ホルモンと水溶性ホルモンの調整では、「ツボ」に通電する音が異なることは言うまでもない。実際の治療では、渦の音を月の運行で使い分けている。胸椎8番左二側で交感神経の熱を抜くときは、火山の噴火音を使う。

情報伝達物質の伝達経路が存在するように、光や音の量子的シグナルの伝達経路もまた間違いなく存在する。後者を解明することによって、鍼治療は最先端医療へと覚醒する。

●超分子

超分子とは，複数の分子が分子間相互作用（水素結合や$\pi-\pi$相互作用、疎水性相互作用、ファンデアワールス相互作用など）を介してお互いを認識し、会合することで形成される秩序のある分子集合体である。分子は自然に集まって、より高度な形態を作り出す。これを、自己組織化（Self-Organization）という。

もう少し分かり易く述べてみると、体を作っている分子はそれぞれの言葉を持っている。その分子の種類と数の集まり方によって「超分子」という集合体になり、特有の生体機能を持つようになる。「超分子」の種類と数の集まり方によって特有の機能を持った細胞になる。細胞の種類と数の集まり方によって特有の機能を持った臓器や組織になる。

超分子の代表的なものにフラーレンがある。最初に発見されたフラーレンは、炭素原子 60 個で構成されたサッカーボール状の構造をもった C60 フラーレンである。60 個の炭素原子が 12 個の五角形と 20 個の六角形からなる網目構造をつくり、それが閉じて完全な球殻を形成している。このフラーレンは非常に強固で安定しているので、超分子化学の材料としてよく使われている。

C60 フラーレンは、その特異的な形から核反応を早くするといった性質や、水素化触媒といった性質を持っている。加えてフラーレンは化学的・物理的性質を様々示しているため、フラーレンの中に水分子を入れたり、フラーレンを単官能基化したり、さらにフラーレンに化学修飾を施すことによって液状化させたりと、多くの研究者によってフラーレンに関する研究が行われている。

近年では医薬、化粧品といったものから有機薄膜太陽電池のドナー材料に用いられるなどとフラーレンの特長を生かした様々な応用例が報告されている。

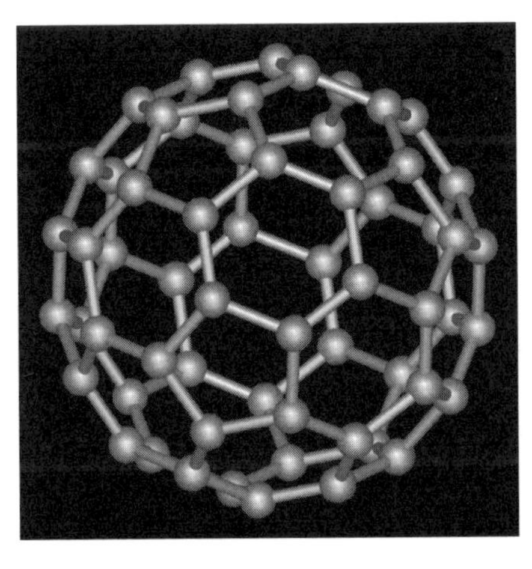

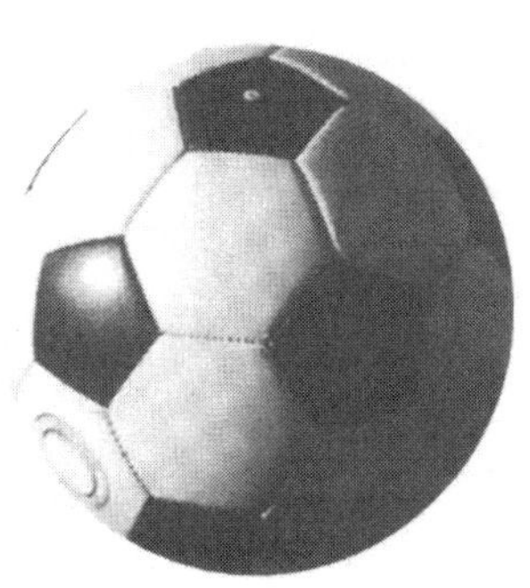

● OHMASA-GAS（オオマサガス）とフラーレン

水を特殊な振動撹拌で電気分解を行うことにより、振動流動下での電解時にナノ・マイクロバブル（酸素と水素のガスが微細な泡になったもの）が生成する。このガス（OHMASA-GAS）は、東京の下町の従業員わずか21名の日本テクノ株式会社社長・大政龍晋の手によって作り出された。「OHMASA-GAS」の特徴を以下に記す。

- 耐漏洩性
- 超高温にならず実用むき
- 排気ガスの常識を覆した
- マイナス178℃で液化、燃焼は600℃～700℃、対象物によって3000℃の高エネルギー
- 水素用の燃料電池を使用しても、純水素より起電力が大

水を電気分解すると陰極に水素、陽極に酸素が発生する。発生した水素分子は非常に危険で安易に酸素と反応して爆発を起こす。それ故、水素ガスの取り扱いはたいへん難しい。しかし、「OHMASA-GAS」は非常に安定しており、爆発を起こすことはない。現代の科学の常識を逸脱した代物である。その特性を現代科学では説明がつかないが、電解時のナノマイクロバブルによってもたらされる水分子のフラーレン構造にその秘密が隠されていると推測される。

『陰極に引き寄せられた水素イオンは電子を受け取り水素原子になる。水素原子はすぐに水素分子になって安定しようとするが、**水素原子**の状態

で水分子がつくったフラーレンの網目構造の中に閉じ込められる。酸素も同様に、酸素原子の状態で水分子がつくったフラーレンの網目構造の中に閉じ込められる』

「OHMASA-GAS」は燃焼すると約600℃～700℃の比較的低温状態であるが金属中もっとも融点が高いタングステンをも溶かすことができる。ちなみに、タングステンの融点は3,380℃である。600℃～700℃の炎で、なぜ融点3,380℃のタングステンが融けるのか？　この「OHMASA-GAS」の特性もまた、現代科学では説明がつかない。開発者の大政は、常温核融合が起こっているからだ、と説明している。

フラーレンは、物質に様々な質的変化をもたらす。数霊理論でフラーレンを説明すると、5と6で球を形成する原理である。5・6は、陰陽の合体であり、太極の究極を意味する。フラーレンという構造は実に意味深長である。

筆者は、「OHMASA-GAS」で金属を燃焼した際に生じる音を治療に使っている。鉄、亜鉛、マグネシウム、タングステンなど。また、電気分解した際に発するナノバブルの音も治療に使っている。今現在、検証中であるが、マグネシウムの燃焼音は動脈硬化を改善、タングステンは太陽光様の機能をもっていることが数多くの臨床結果から分かってきている。

●気は人類の共通概念

気は古来より伝承されてきた一種のエネルギーの概念である。宇宙開闢から森羅万象、生命体をも支配する統一理論体系である。その思想は、道教、儒教および占術のなかに分岐発展してきている。

気の概念は本来、中国的なものと考えられているが、インド哲学においても、アーユルベーダー医学、イスラム教におけるユーナーニー医学、ひいては古代ギリシアにおける医術もまた気の概念をもって発展してきたものである。

即ち、気の概念というものは、全人類が自然発生的にもっていた共通概念である。気の原点を訊ねてみることにする。中国では、かの有名な陰陽五行説や河図・洛書がある。易では、太極から陰陽に分かれ、四象を生じ、八象を生じる。漢方では、四時たがわず五行ともに下る、とある。

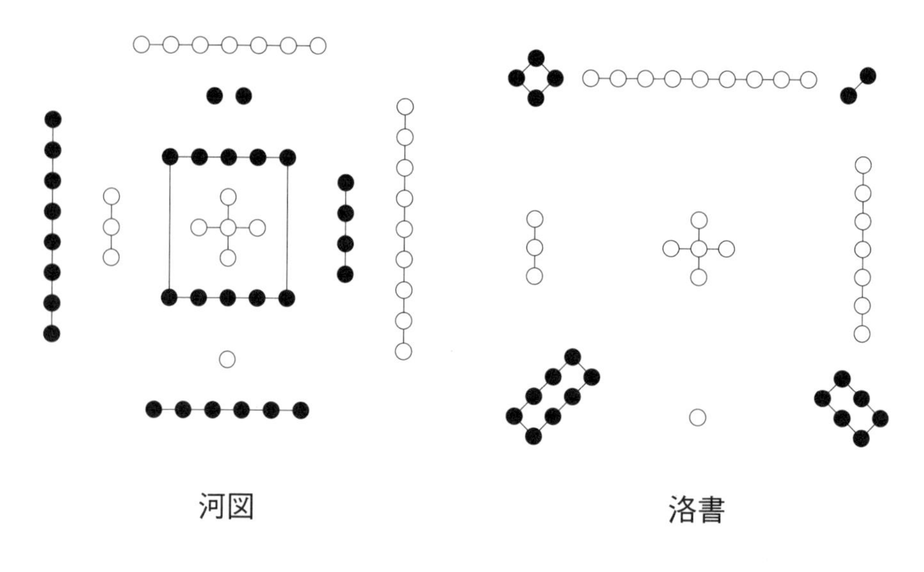

西洋ではどうであろうか。ピタゴラスが設定したドレミファアの七音階、プラトンの五つの正多面体。五つの正多面体とは、立方体、正三角形八面体、正三角形二十面体、正五角形十二面体、正三角形四面体である。

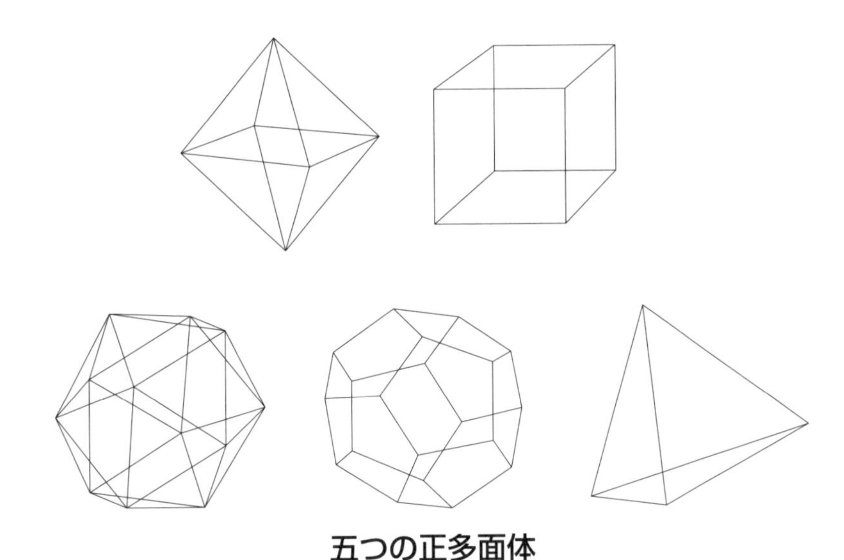

五つの正多面体

これらすべての思想背景にあるものは正三角形四面体である。四時とは四面体の四面に対応し、春夏秋冬を意味する。五行は、その中心核を入れて五行にしている。そして、その稜線は六つの線で結ばれている。

●太極

既存の陰陽五行説からは太極の理論がどうしても出でてこない。**太極が出てこない限り陰陽も五行も調和されない**。太極の存在があってはじめて陰陽も五行も調和する。なぜ、東洋医学独自の概念である陰陽五行説から太極がすっぽりと抜けてしまったのであろうか？

５つの丸い球を、図のように互いにくっ付けてみる。５つの丸い球が見えるであろう。次に、１つの丸い球に、上下・前後・左右にくっ付けてみる。計７つの球は、貴方には何個の球が見えるであろうか？

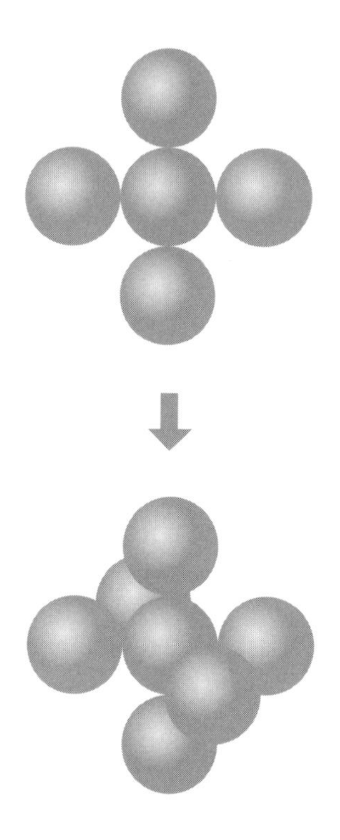

７個に決まっている、と思うかも知れないが、角度によっては５個に見える。ここに陰陽五行説から太極がスッポリと抜け落ちた因が隠されている。

つまり、陰陽五行説は**平面認識**であることが分かる。立体でとらえると、７という数が現れてくる。**７によってはじめて太極が理論上見えてくる。**

中心の無なる空位の中に、有位として7が自生する。7はすべての存在確認の元点に位置する座標軸である。構造は、立方体に内接する正三角形八面体である。両者が一体化した形が十四面体である。

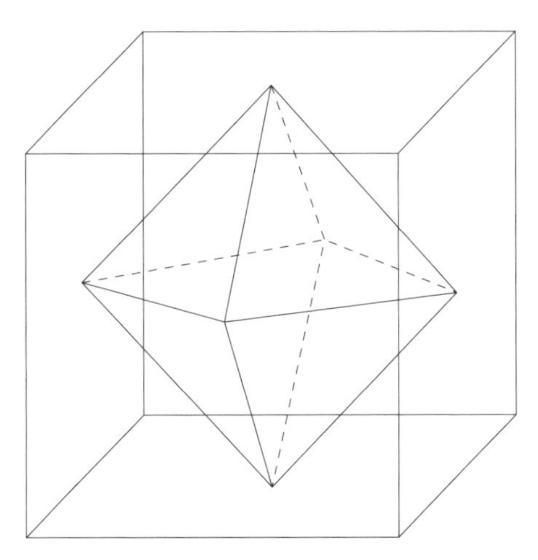

正三角形八面体と立方体

7は宇宙の基本単位であり、人類共通の遺産である。

今一度、陰陽五行説を考えてみる。目の前に両手を広げてみよう。あなたには何が見えるであろうか？　左右の五本の指、それに右手と左手が見えるであろう。当たり前のことである。この当たり前のことを更に素直な気持ちになって掘り下げてみる。

左右の指を足すと5＋5＝10。この10という数は右の5と左の5、つまり陰の5と陽の5を足した数であることが分かる。そして、指の本体である己を加えて11となる。この11という数については東洋医学ではこれまで一切言及されていない。ちなみに、仏教では十一面観世音がある。救済者としての観世音菩薩の様々な能力を11の顔で表したものとされている。11という数には、大きな秘密が隠されている。その詳細は後述する。

次に、左右の指先をくっつけたらどうであろうか。右手の親指から順次に数に置き換えてみる。親指が1、人差し指が2、中指3、薬指4、小指5となる。次に、左手の親指を6とすると人差し指7、中指8、薬指9、小指10となる。左右の親指でもって1・6水局、以下2・7火局、3・8木局、4・9金局、5・10土局となる。合局の原理である。ちなみに、**合局とは今風に言うと化学反応**である。1・6水局とは、1という数と6という数が化学反応を起こして水の作用をもつという意味である。2・7火局も同じように2という数と7という数が化学反応を起こすと火の作用をもつ。3・8木局、4・9金局、5・10土局もまた同様である。

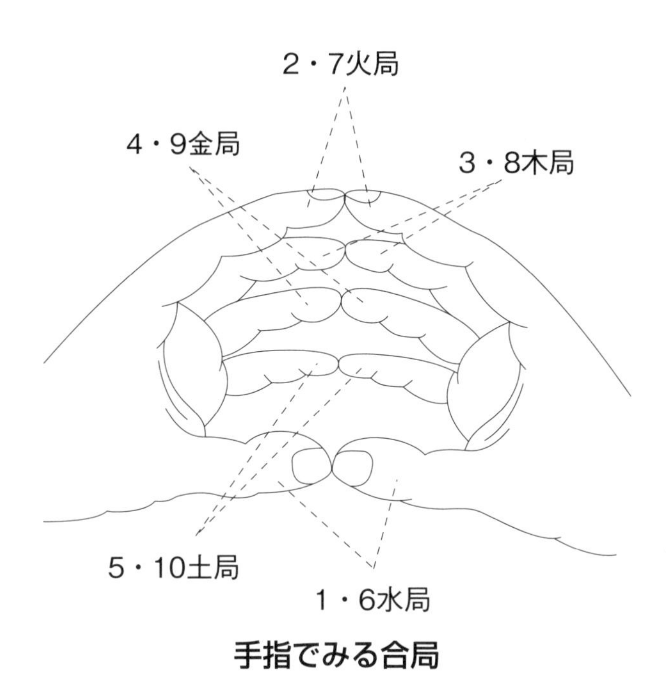

手指でみる合局

●十進法

十進法とは1から10の数を説くことにある。10の数は単数化して1となるので、結局は1から9の数を説くことになる。「洛書」に表示されている9数理である。

例えば、五臓に割り当てると、腎臓は1、肝臓は3、肺は4、脾臓は5、心臓は9となる。ここで問題となるのが、肺である。九数盤で考えると、肺は7では？　という疑問が生じる。

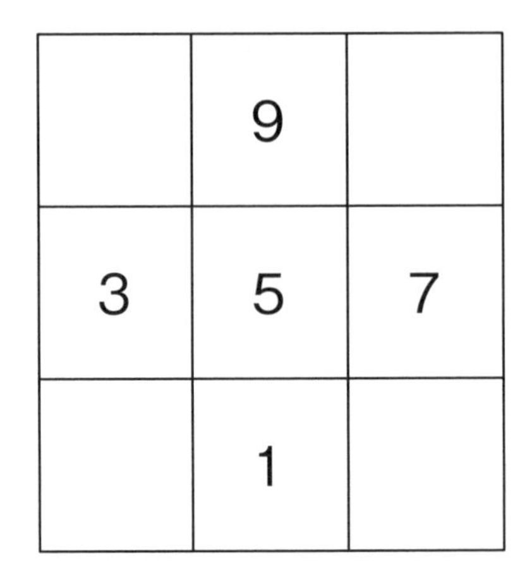

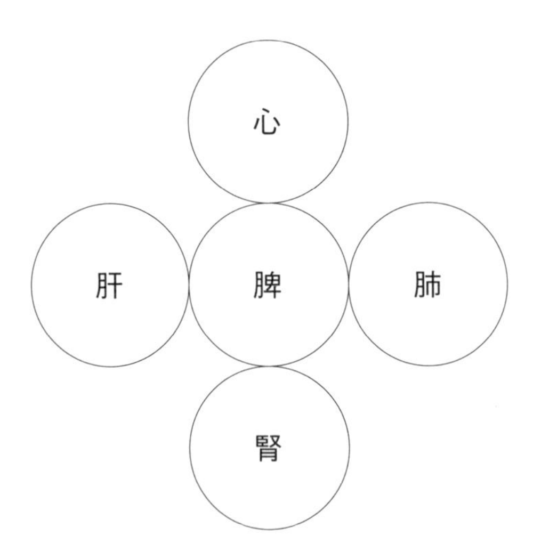

数霊理論では、このような理論と実際の矛盾が時折見受けられる。例えば、手根骨など（後述）。しかし、理論通りではないのはその理論が間違っているからだと批判する人たちもいるが、筆者は生命にはこのような

矛盾は少なからずあって然るべきと考えている。

現代においては、情報通信革命によりすべて数値化されて保存されている。すべての物、現象は、数で表記することができるということだ。精神科医・心理学者のカール・グスタフ・ユングと物理学者のヴォルフガング・エルンスト・パウリーの対談において、潜在意識は数と何らかの関係があると気づきながらも解明できなかった。

気もまた数で表記される。その代表的なものとして**十進法**と二進法がある。コンピューターはご存知のように**二進法**である。コンピューターのない時代は十進法で説かれている。日本固有の信仰の神道や仏教それに東洋医学もすべて十進法で説かれている。

気は決して抽象的な存在ではなく、数で表記される。実際に、気の治療は間違いなく実在する。十進法を解明することによって、気の治療を普遍化することができる。筆者が独自に開発したNAM治療はその証となるであろう。

●1・6水局

筆者が独自に開発したNAM治療の実際において、合局理論を理解できなかったら、合局理論を治療に応用できなかったら、その治療の効果は期待できない。唯、やみくもにツボに音を通電したところでまったく治療効果はない。過去において、筆者の合局理論の理解が深まるにつれ、その治療効果は次第に高まっていったという経由がある。最終的には、5・10

土局に尽きる。5・10土局によって初めて奇跡の治療が可能になる。昔から言い伝えられてきている神々の奇跡の治療とは、5・10土局の原理に他ならない。

まずは、1・6水局から述べてみる。1数と6数は化学反応起こして1・6水局する。水の作用をもつ。

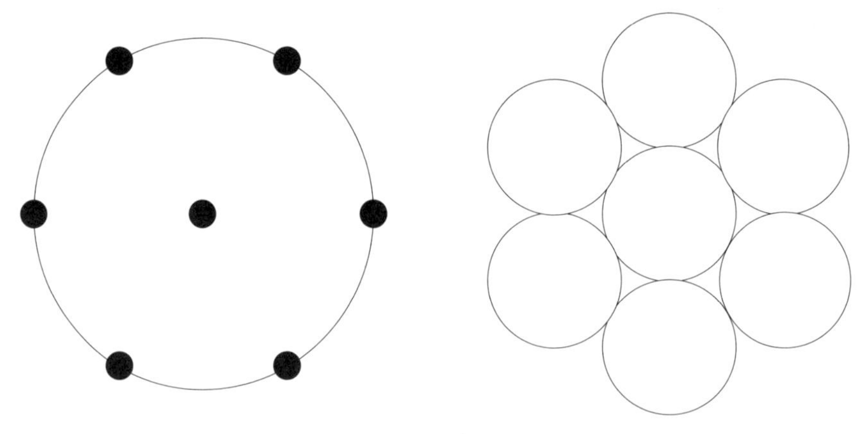

1・6水局

ちなみに、1数は水を意味するが、水といっても多様な水がある。川を流れる水、地下水、湧き水、雷雨、落下する水滴、渦潮、スコール、雪解け水等々。6数は、回転、静かに静止することなく常に動き回る。

1・6水局した水は静止した水ではなく、動きを伴う。水が球となって流れる原理である。例えば、春の小川など。そして最も肝要なことであるが、水を動かすものは火である。火なくして水は動かない。

水は火によって動く。ここに、1・6水局の秘密が隠されている。合局して水の作用をもたらすには火の存在が必要となる。火なくして水は動かない。漢方医学に水が滞る湿証がある。その病態は冷えによる水の停滞である。熱（火）がなくなり水の動きが悪くなった結果である。逆に、膝に水が溜まるのは、膝関節内の炎症（火）によって水が集まってきた結果であり、炎症による関節破壊を防ぐための生体の防御反応でもある。

今、あなたの目の前に100年前の玄米があるとする。これに水を加えたらどうなるであろうか？　発芽する。玄米の殻が破れて、1・6水局するからである。

では、白米だとどうであろうか？　発芽しない。なぜ、白米だと水を加えても発芽しないのであろうか？　籾殻がないからである。

では、籾殻にはどのような役割があるのであろうか？　5・10土局にその秘密が隠されている。つまり、5・10土局した籾殻が破れて1・6水局するのである。ここのところが、難しいところであり、ここが分からないと真の合局の治療はできない。

治療においては、1・6水局させることによって初めて癒しの治療が可能となる。**癒しとは、太極の壁を破って生命の質を向上させることを言う**。その第一歩が、7という太極の壁を破ることである。

1・6水局の原理を使った実際の首（頸椎）の治療について述べてみる。

首の治療をするには、首に秘められている7の数理を理解する必要がある。ご存知のように、頸椎には7個の椎体がある。しかし他にも、後頭部と肩に7の数理が隠されている。これら三つ巴の7の数理が理解できないと、首の治療はできない。

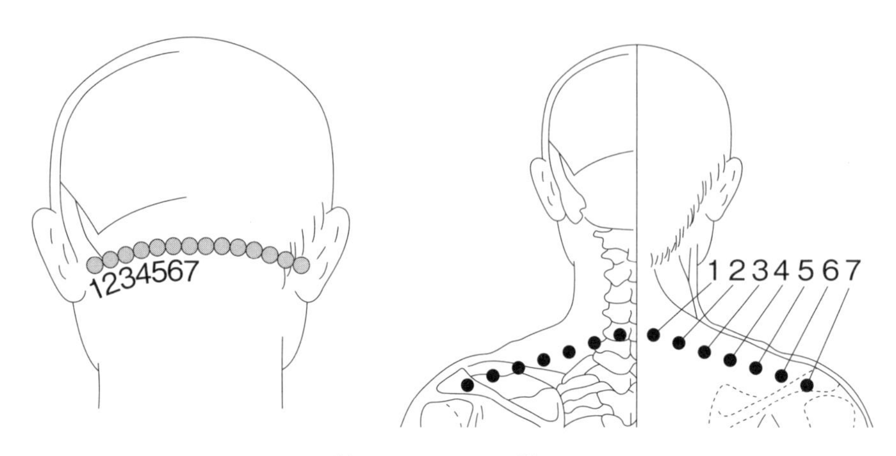

首にある７の数理

例えば、頸椎６番を治療する場合には、首にある７の数理に則り下図のように６つのツボを取穴する。

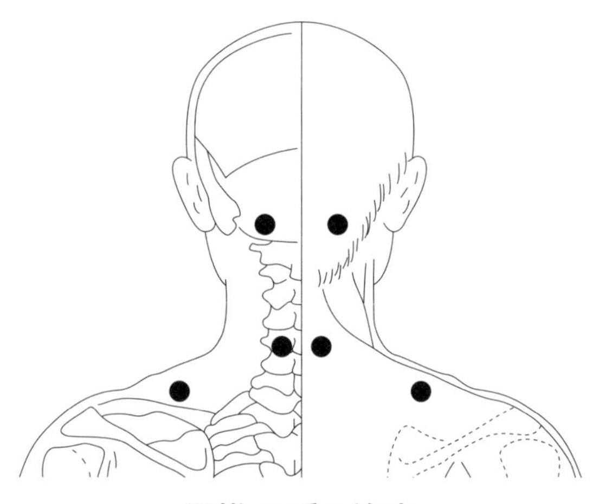

頸椎６番の治療

●2・7火局

2・7火局とは、2数と7数が化学反応を起こして9数の火の作用をもつ。

ちなみに、2数は土、皮膚、甘いもの、母親、消化器。7数は秋、収穫、固まる、金気のもの。9数は心臓、頭、熱などの意味をもつ。

2・7火局は非常に難しい気の原理である。その秘密は、2という数にある。2の真の意味は、1＋10にある。10は単数化され1となり、1＋1＝2となる。

2・7火局すると、9（火）の作用をもつ。しかし同時に、2には水の作用もある。火？ 水？

1・6水局は内部空間を有す。そして、中心の7が煮詰まると、外部より2を呼び込んで9がでてくる。その際、横次元ができて物質化する。

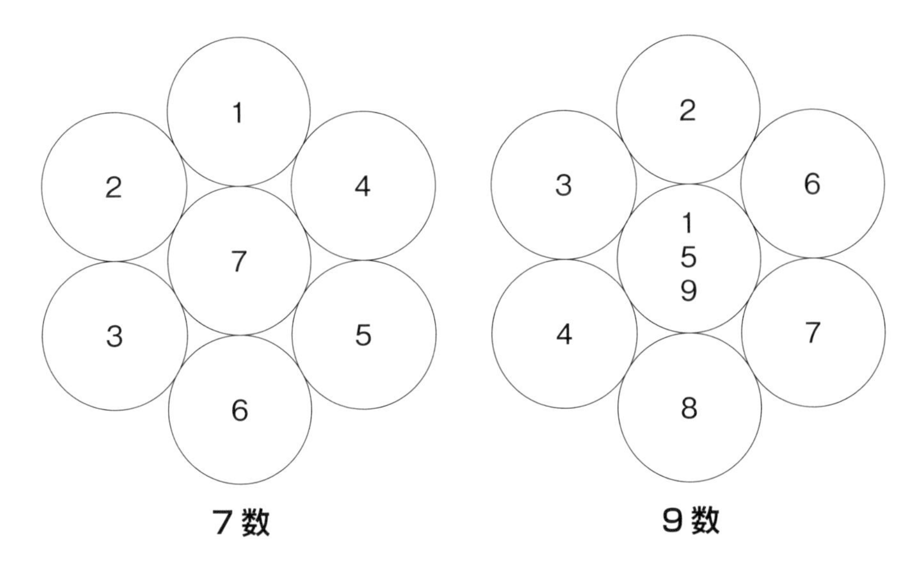

この現象を鳴門の渦潮で分かり易く説明してみる。

海面にできた渦は中心に向かって渦巻く。この海水の動きが1・6水局である。**中心の一点が7**である。やがて、渦の中心は下方へ巻き込まれる。海の底へと深く引き込まれた渦の内部は果たしてどうなっているのであろうか？

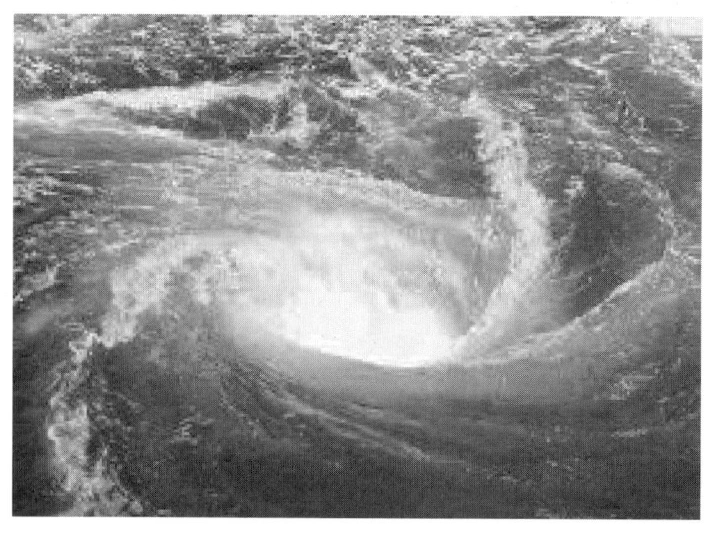

鳴門の渦潮

2・7火局の原理から推測すると、渦の中心が煮詰まってその極限に達するとスパークして光や熱、音を発する。その際に、水蒸気、水の球、氷を形成する。ちなみに、渦の中心は、5と6の回転の渦である。渦の回転が6、渦の中心が5である。

2・7火局は中心の7の壁を破り、9の世界（火）に入る原理である。9にはリセットするエネルギーがあり、2・7火局を使った治療は起死回生の再生・甦りの治療が可能となる。

首は「九霊（くひ)」が語源になっている。つまり、頸椎には９数理がある。頸椎には７個の椎骨があり、先に述べたように７数理の太極の原理がある。そして、７と９は互換変換される。頸椎の治療が難しいのは、７と９の数理にある。

首の治療で２・７火局する場合には、９の作用をもつ頭の天辺にある「百会」というツボを使う。そして大事なことは、首の壁を開いてから２・７火局させること。首の壁を開く原理が次に述べる３・８木局である。

ところで、なぜ大腰筋は単独ではなく小腰筋と二股になっているのかご存知だろうか？　これと同様な筋肉に胸鎖乳突筋がある。なぜ？

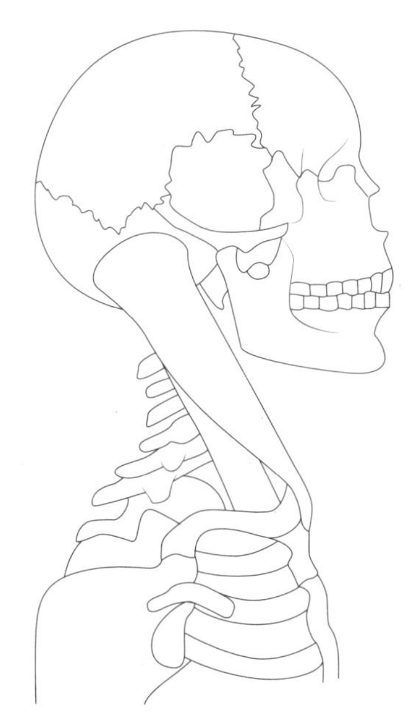

胸鎖乳突筋

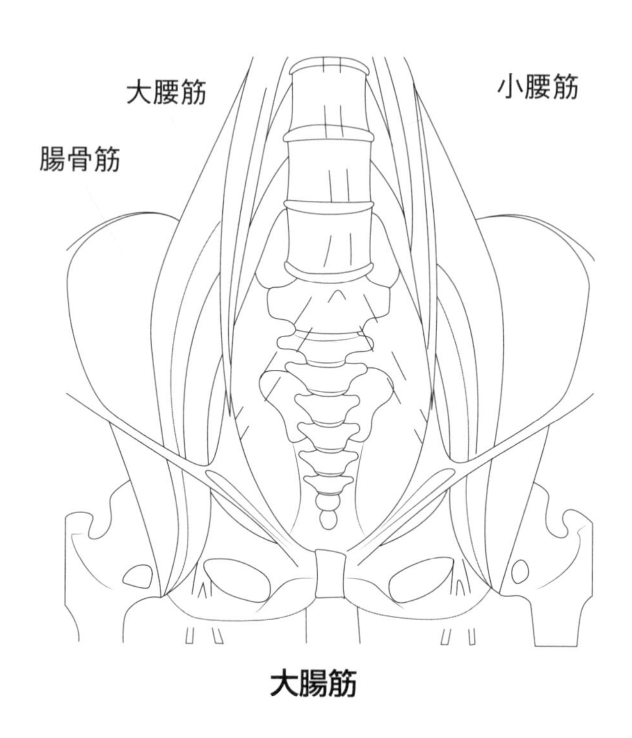

大腸筋

その理由は、大腸筋と胸鎖乳突筋が2・7火局していることにある。ここが分かると、実に興味深い治療が可能となる。例えば、胸鎖乳突筋は頭痛や頸動脈狭窄症・頸動脈硬化症などの治療が可能となる。大腸筋は、同側の鼠径部の腸骨筋の圧痛部位を加えると骨盤調整ができる。2・7火局の真の意味を理解できると、「ツボ」の取り方やどのような音を使うかは自ずとして分かってくる。名は体を表す。形態は機能を表すということだ。

●3・8木局

3・8木局は、3数と8数が化学反応を起こして木の作用をもつ。

ちなみに、3数は、発芽、春、神経、出現、雷、爆発。8数は、山、機構、組織、飽和、壁などの意味がある。1・6水局は生命を育む力、2・7火局は生命を創る力である。そして、3・8木局すると、初めて**器**ができる。

爆発は四方八方へエネルギーが外へ向かって放出されるが、3・8木局

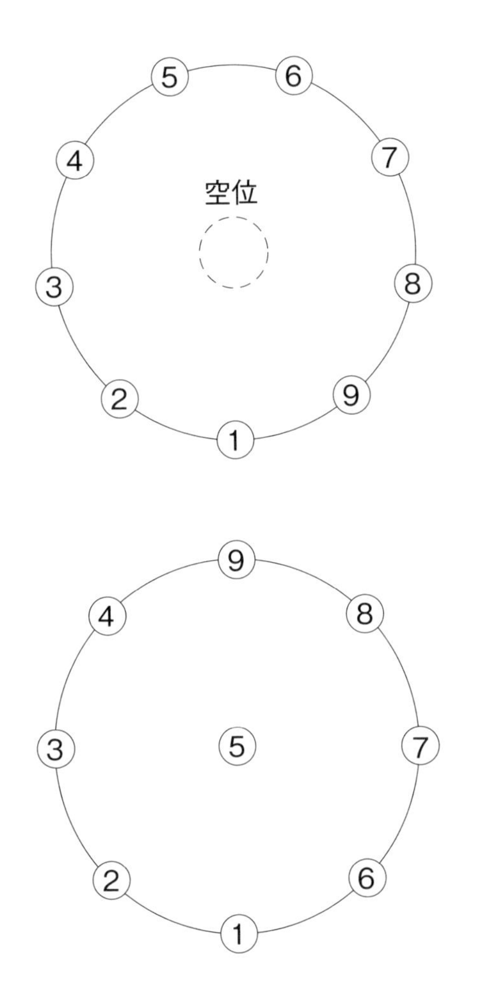

するとエネルギーの収斂作用をもつ。エネルギーは発散と収斂を繰り返し、内と外が噛み合う。木局しないと、エネルギーは外部へ放出されるだけで終わる。

内部空間においてエネルギーは1から順次に2、3、4、5、6、7、8、9と回る。これでは、エネルギーは空回りするだけで終わってしまう。空位の中心に5数が入ると、エネルギーは、1、2、3、4と流れると向きを変えて中心に向かう。そして、6、7、8、9と流れ再び中心へと向かう。外のエネルギーが内部に取り込まれ、中心に回帰して循環する。この状態になってはじめて仕事ができるようになる。1から9の数が5数に統一される。**等価値変換**がおこなわれる。

最近、スポーツ界でやたらと注目を集めている腸腰筋（大腰筋・小腰筋・腸骨筋）は、3・8木局したインナーマッスルである。3・8木局すると、表裏を貫通する。臀部にある大殿筋・中殿筋・小殿筋と腸骨筋は腸骨を挟んで裏表になっている。ここらへんに、インナーマッスルである腸腰筋を鍛えるヒントがありそうだ。

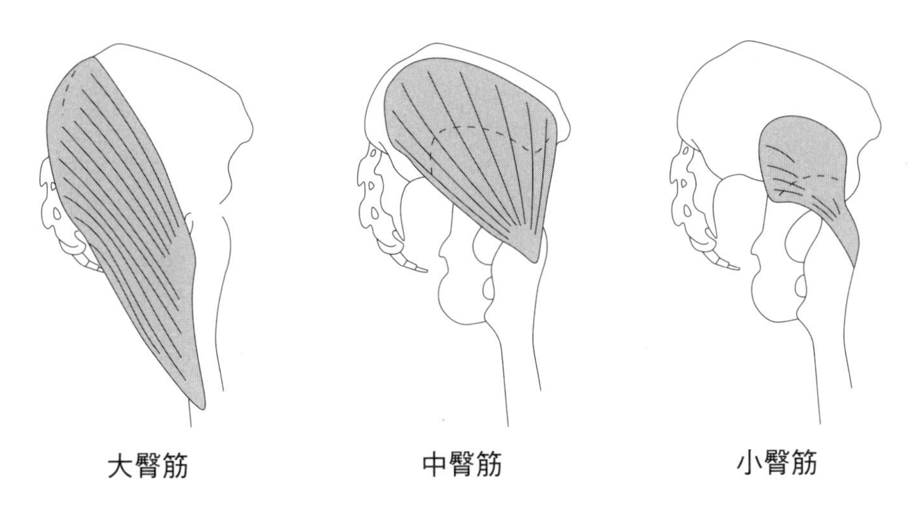

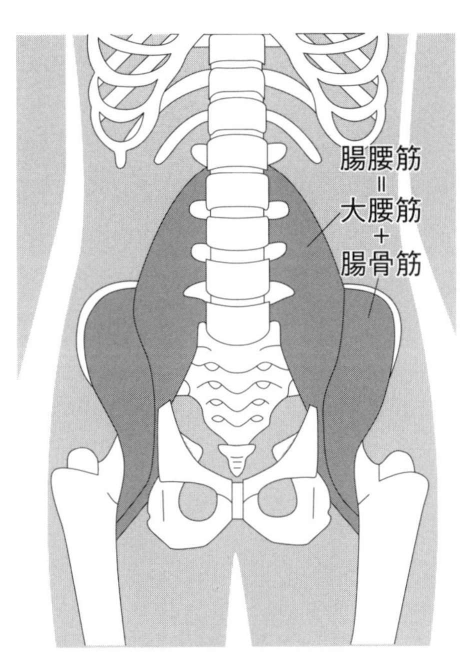

腸腰筋

3・8木局は壁（8）を破る原理である。例えば、植物の発芽がそうである。武道に例えるならば、達人の領域となる。達人とは、3・8木局して内部空間と外部空間が繋がった人のことを言う。

過去において、筆者は3・8木局させる音を躍起になって探した時期がある。蓮の花が開く時にポンと音がすると聞けば、蓮の花が開く音は3・8木局の治療に使えるに違いないと、蓮の花が開く夏の早朝に何度も車を走らせて蓮のある公園に出かけて録音を試みたが成功しなかったという苦い経験がある。今現在、3・8木局の治療には「もやしの発芽」する音などを使っている。

首の治療で2・7火局させるためには、首の太極の壁を破らなければならない。そのために、乳様突起先端のツボ（「翳風」か「完骨」）、頸椎7番、肩甲骨の付け根の6か所のツボを取穴し、3・8木局させる。肩甲骨の付け根のツボは、「肩井」のやや外側からハリ先を外側に向けて肩関節に達するまで深く刺入する。使用する鍼は2寸3番でほぼ根元まで刺入する。「翳風」か「完骨」は、今のところ圧痛で決めている。

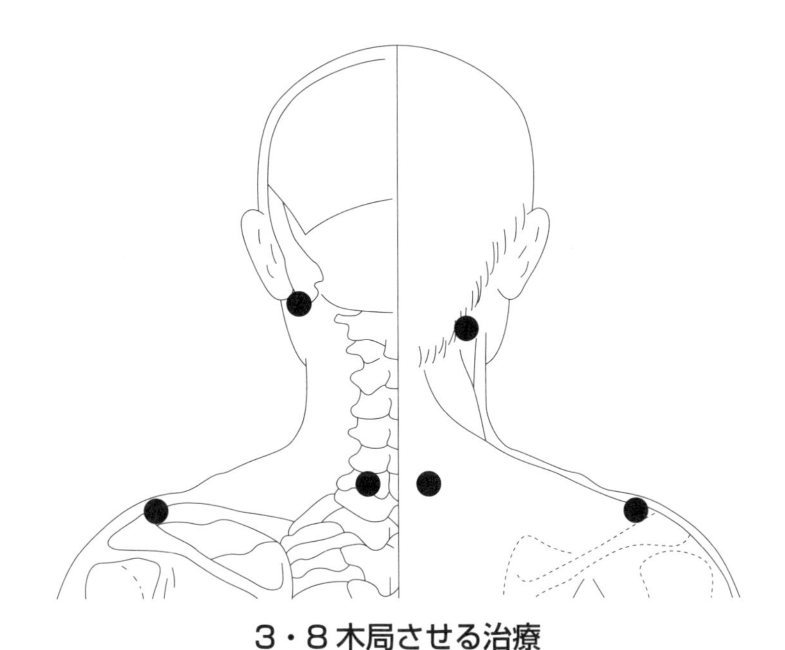

3・8木局させる治療

壁（8）を破る原理が3・8木局であるが、壁（8）は3以外にも6でも破れることが恩師の残された資料に記されていた。6はどのような原理で壁（8）を破るのか？　長い間、この疑問が解けなかった。しかし、「天の岩戸開き」の治療を開発する際にやっと理解することができた。ここが分からなければ、「天の岩戸開き」の治療は日の目を見なかった。それほどに重要な奥義、秘中の秘である。

●4・9金局

4・9金局は、4数と9数が化学反応を起こして7数の金の作用をもつ。

ちなみに、4数は情報、風、流通。9数は熱、精神、頭脳、癌等といった意味がある。

7数の金の作用には、栄養・脂肪、作物の収穫などの意味がある。また、アルコール発酵における熟成もそうだ。ウイスキーなどは何年も何十年もかけて寝かせて熟成させる。そうすることによって、風味がよくなり、味も円やかでコクがでてくる。この熟成期間は温度管理が非常に重要となる。ただ長い時間寝かせればよいというものではない。温度や湿度が年間を通じて一定である地下室などで保存されるのはそのためである。

また、7には固まる意味がある。例えば、水が固まると氷になる。それ故、7は氷をも意味する。ちなみに、1は水、4は水蒸気である。水の三態（水・水蒸気・氷）は**1・4・7**で表記される。ちなみに、三才において、天は3・6・9、地は1・4・7、人は2・5・8となる。三才とは、天・地・人の3つの才（働き）をあらわす言葉である。転じて、宇宙の万物をあらわす言葉とされる。

4・9金局はがん治療に応用される原理である。4・9金局して**がん細胞(9)**を固める。がん細胞を固めるとは、がん細胞の周辺にコラーゲンを増殖させてがん細胞の進行を防ぐ。がん細胞をアポトーシスさせるのではなく、悪さをしないように寝かせるわけである。日本医科大学皮膚科教授・丸山千里が開発した丸山ワクチンにはこの機能があると考えられる。川﨑医科大学名誉教授・木本哲夫は、丸山ワクチンについて以下のように述べている。

「体の中でがんとの戦いの第一線に立ち塞がるものはリンパ球よりも色々の種類を異にするコラーゲンであることがわかりました。コラーゲンとは上皮細胞と上皮細胞の間を埋めている間質組織の主成分で、繊維状のタンパク質です。体に含まれているタンパク質の30%以上を占めている。

傷ができると傷口周辺に新たに毛細血管が作られます。また破壊された部分には、コラーゲンを産生する線維芽細胞と呼ばれる細胞が集まってきて、欠損した部分にコラーゲンを埋め込んでいきます。その後、傷口はかさぶたで覆われ、やがてかさぶたが剥がれ落ちたときに傷はすっかり治っています。かさぶたや傷跡はコラーゲンそのものです。

がんを封じ込める過程でも、コラーゲンは傷を修復するときと同じように働きます。がん細胞が浸潤して組織を破壊すると、コラーゲンは破壊された組織の周辺に増殖して、組織の傷を修復していくのです。

傷を治すしくみは、もともと体に備わった自然治癒力によるものですから、丸山ワクチンを打たなくても、傷ができればコラーゲンは産生されます。しかし、がんでは、早くコラーゲンの増殖を促進させなければならないので、丸山ワクチンの助けが必要となります。

というのは、がんの患者さんの場合、コラーゲンの増殖はみられますが勢いがなく、がんを封じ込める強さのないコラーゲンになっているからです。がんは成長する速度がきわめて早いので、ひ弱なコラーゲンでは、たやすく突破してしまいます。

丸山ワクチンを打つと、リンパ球が活性化します。そのリンパ球が活性化するにつれて体を守るための反応（BRM）を調整する物質が誘導され、コラーゲンの強度が増して、その増殖も活発になります。

リンパ球やBRMの力を借りたコラーゲンは非常に頑強なものとなり、がんをがんじがらめに封じ込めて息の根を止めるバリアとなります。こうして、コラーゲンががんを包囲することで、がんの増殖や転移を防ぐことができるのです。」

がんとの共存である。細胞学的がんは存在しても臨床的にはがんとしての振る舞いをしていない状態として、腫瘍休眠状態（tumor dormancy）と呼ばれる。傷を修復するコラーゲンを増やしてがんを封じ込める丸山ワクチンは、まさに4・9金局の原理によるがん治療のあり方を提示したと言えるであろう。

・・・・・・・・・・・・・・・・・・・・・・・

農業法人株式会社「Ｄ＆Ｔファーム」取締役技術責任者・田中節三が40年以上の歳月をかけて開発した「**凍結解凍覚醒法**」で作られた「**皮ごと食べられる奇跡のバナナ**」に、がん細胞のDNAを書き換えるという画期的ながん治療のヒントがあった。「奇跡のバナナ」（学研プラス）の中で田中は以下のように述べている。

「マイナス60℃まで冷却すると、細胞は完全に壊れます。細胞どころか、DNA以外のものはすべて壊れてしまう。残るのはDNAだけです。

植物はDNAから蘇生します。DNAを、その生命が誕生したときに近い状態に置いてエネルギーを与えると、生命の蘇生が始まるのです。そして、DNAからRNAがどんどん出てきます。この過程で出現するRNAは、蘇生した環境下で必要な情報だけをDNAから引っ張り出そうとします。

DNAが図書館なら、ヒストンが本棚の管理番号、RNAが本を出してくれる司書のような関係です。ところが、細胞を凍結することで。タンパク質であるヒストンは壊れてしまいます。そのためRNAは、DNAのどの部分からでも自由に情報を読み込めるようになります。ヒストンという縛りから解放されるわけです。」

細胞のDNAを書き換えるのに、一番厄介なのがヒストンである。ヒストンという頑固で融通の利かない門番を破壊するまで温度を下げて細胞を凍結させると、残るのはただDNAだけとなる。そのDNAからRNAが作られてくる。ヒストンの縛りから解放されたRNAは、容易にジャンクDNAの中からがん細胞を自然退縮させる遺伝情報を引っぱり出す。その原理が4・9金局である。

ここが分かると、なぜか**艮の金神**、祟りがあるとされる鬼門（東北）の方位に封じ込められた**国之常立神**へと思考が繋がった。鬼門（東北）の方位は、9数理盤における2・5・8、この軸は霊性を意味する。

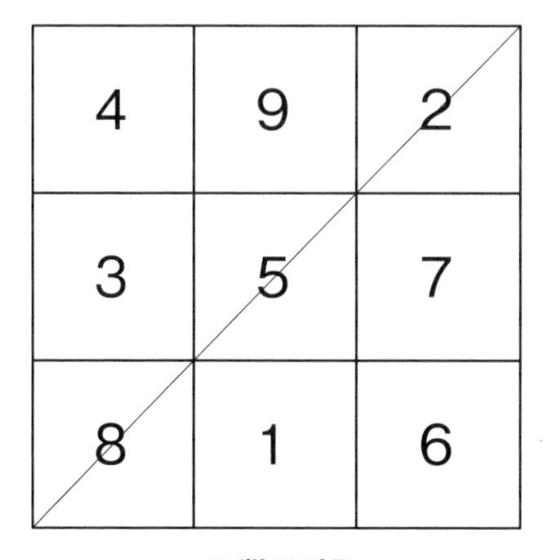

9数理盤

教派神道系の大本教では、祟り神として非常に怖れられた国之常立神は実は正しい神であり、悪神たちの手によって鬼門（東北）の方位に封じ込められた。そして、正しい道理がまかり通らないどうにもならなくなった世の中を立て替え、立て直しをするのが国之常立神のお役目である。このストーリは、どこかがん治療に似てはいまいか？

極寒の地下牢に封じ込められた国之常立神は、狭い牢獄の中で寒さに打ち震えている。何人もその牢獄には近寄れない。万一近寄ることができても屈強で融通の利かない門番（細胞ではヒストン）によって簡単に撥ね除けられてしまう。こんな状況下で、国之常立神は牢獄からどのようにして脱出するのか？　脱出させることができるのか？

その脱出方法が、マイナス60℃という生命維持限界にまで温度を更に下げることである。そうすれば、頑丈な牢獄や屈強で融通の利かない門番など全てが死に絶え、消滅する。残されたのはマイナス60℃にも耐えられる国之常立神ただ一人となり、晴れて自由の身となる。

細胞レベルで言えば、国之常立神はジャンクDNAとなる。ジャンクは、がらくた、不要なものを意味する。つまり、ジャンクDNAは、不要で使われないDNAである。ならば、進化の過程で排除されてもおかしくないが・・・。実際は、必要になったときにいつでも使えるように一時的に保管庫の中に保管された。

つまり、国之常立神は悪神たちの悪だくみで封じ込められたのではなく、不要になったので一時的に封印された。来たるべき必要になる時に、いつでも表に出てその役割を果たせるように。

長い間、4・9金局の意味が今一つ理解できないでいた。がん治療に応用でき、がん細胞（9）を固める作用（7）があることは何となく分かっていたが・・・。しかし、「奇跡のバナナ」の存在を知り、その作り方の詳細を知ることによって、次第に4・9金局の真の姿が見えてきた。

凍結することによって、2・5・8を中心に封じ込める。そうすると、9が7へと変換される。そして、中心に封じ込めた2・5・8からがん細胞をアポトーシスさせる遺伝情報を引っ張り出す。

ちなみに9数理盤において、2・5・8の軸は霊性、上下軸の3・6・9は精神、横軸の3・5・7は肉体、斜めの4・5・6の軸は情報を意味する。

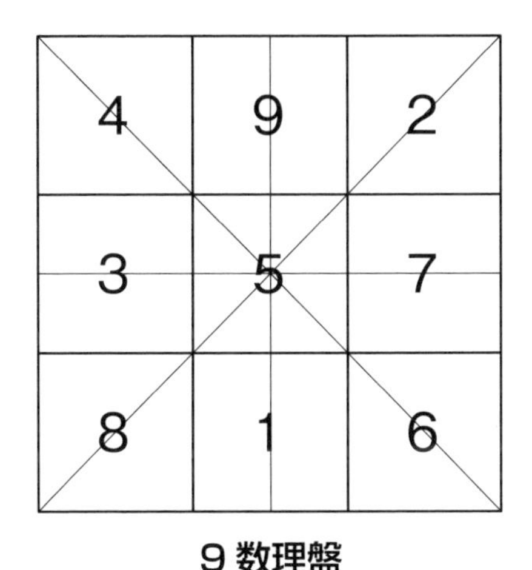

9数理盤

がん細胞が熱に弱いことはよく知られており、現代医療の現場ではがん患者に対して温熱療法（ハイパーサーミア）が盛んに行われている。ドイツのブッシュ医師は、丹毒に冒され高熱を発した患者のがん細胞が自然消滅したことを1866年に報告している。感染すると高熱を出す数種類の細菌を、わざとがん患者に注射する治療まで過去にはあった。

一方、がん細胞を冷却するという発想は、最先端のがん研究においても皆無である。植物と違って、人体をマイナス60℃にまで冷却して凍結させるという治療自体が現実的ではない。まして、そこからがん細胞のDNAを書き換えるなど誰も想像すらできないであろう。

しかし、音とツボを使った筆者が独自に開発したNAM治療では意外と簡単にできる。ちなみに、がん細胞は9数で表記される。凍結した後に、どのようにしてジャンクDNAを引っ張り出してがん細胞のDNAを書き換えるのか？　4・9金局の真の意味を理解できると、決して不可能ではないと筆者は考えている。今現在、検証中である。

●5・10土局

5・10土局とは、5数と10数が化学反応を起こして土の作用をもつことを言う。合局で最も難しい原理であり、死者をも甦らせる秘中の秘の原理でもある。

ちなみに、5数には、中央、脾臓、不動など。10数には成分の溶け込んだ水溶液などの意味がある。

植物や動物は、その生命を終えれば大地に還っていく。その亡骸は土壌のなかの微生物たちの働きによって、土と水と空気に分解される。大地は一切の生あるものを育て、その終焉を弔ってくれる大いなる母であり、物質輪廻の起点であり、終点である。

生命現象は5・10土局から始まり、最後に5・10土局して土に還る。5・10土局すると、陰陽に分かれ、土に還るものと次の軌道へ入るものとに分かれる。土に還っていくものは腐り、次の軌道へ入るものは蘇る。5・10土局して、1がはじき出されて、水の回転が起こる。1・6水局である。**1に還って初めて次へ受け渡される**。次の軌道へ入るにはどうしても1に還る必要がある。そのための5・10土局である。

5・10土局して土に還るときには粕が残る。アルコール発酵において最後に酒粕が残るのと同じだ。5・10土局は腐敗発酵の原理である。ものが腐敗して土に還っていく原理であり、蘇る原理でもある。5・10土局には腐敗するものと蘇るものの両方の作用がある。

生命の発する初めは水の動きから始まる。玄米に例えると、まず水が玄米に取り込まれて1・6水局が起こる。1・6水局して水の回転が始まると2・7火局して火が生じてくる。そして、3・8木局して発芽する。やがて、花が咲き、実が実る。収穫の秋の到来、4・9金局である。そして、種が土に落ちて次の世代へと受け渡される。5・10土局である。

このように、生命現象は1・6水局→2・7火局→3・8木局→4・9金局→5・10土局を繰り返して、次の世代へとその生命は受け継がれる。これら一連の反応で最も大事な反応は5・10土局である。5・10土局の秘密は、玄米に例えるならば玄米の殻にある。玄米が発芽して、白米が発芽しない理由でもある。殻や膜で囲まれた閉鎖空間に5・10土局の秘密が隠されている。

生命を宿している妊娠中の子宮空間（胎内）は5・10土局した世界である。この特殊な空間は、膜または殻などによって内と外が隔てられている。

例えば、妊娠中の子宮空間は羊膜、絨毛膜、脱落膜という**3つの膜**によって外界と隔てられている。そして、必ず熱を伴う。胎児が常におよそ38度の高体温の中で成長するのはそのためである。アルコール発酵で熱を伴うのも同じである。

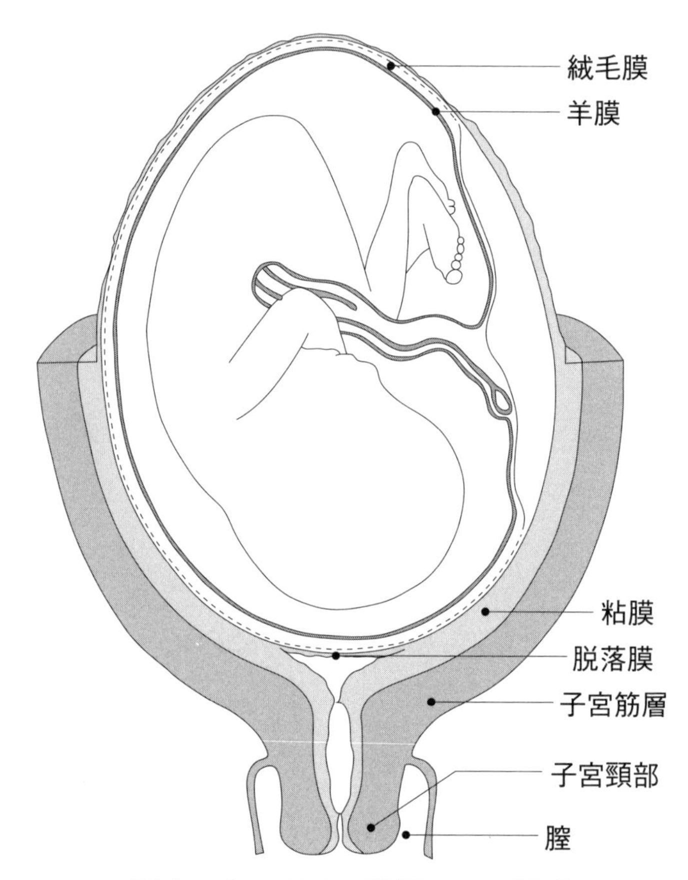

子宮の中における胎児とその被膜

母親のお腹の中（胎内）で胎児は38億年の生物進化史、脊椎動物の5億年の歴史を再現する。胎児の姿形というのは、日々刻一刻と変化していく。一個の受精卵が妊娠期間中のおよそ270日の間に、徐々に人間の「姿形」にまで変容していく。「個体発生は系統発生をくりかえす」ドイツの生物学者エルンスト・ヘッケルの言葉である。

受精卵の姿から、脊椎動物の始祖として海のなかで生をうけた原始魚類、陸に上がった古代魚、そして鰓呼吸から肺呼吸へと移った両生類、爬虫類、哺乳類、といった具合に、その姿をつぎつぎと変えながら、胎児は大きくなっていく。

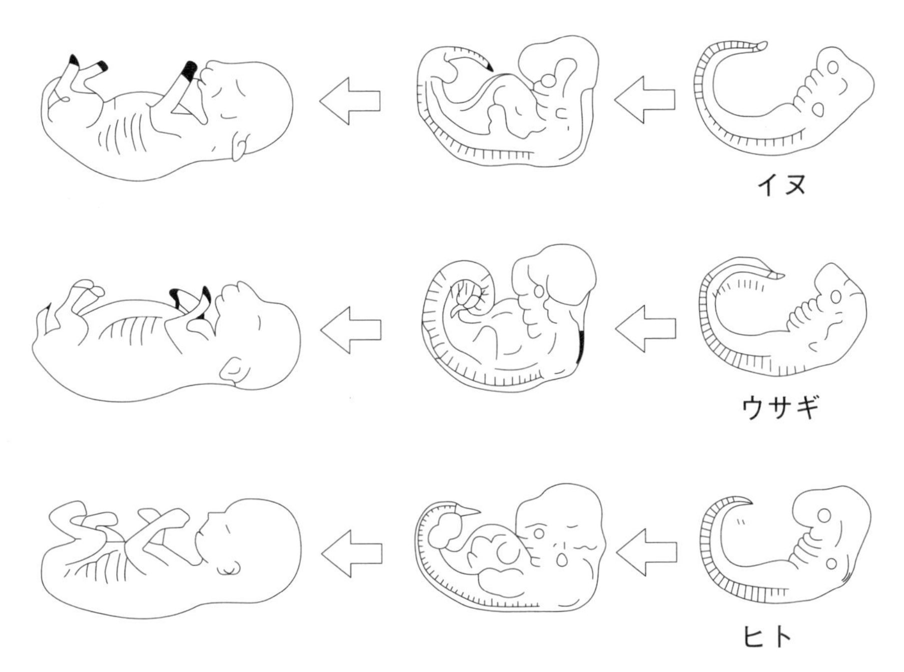

胎児は進化の歴史を繰り返す

私たちが生存している実世界のことを「**現世**（うつしよ）」とすると、妊娠中の子宮内部は、羊膜、絨毛膜、脱落膜という３つの膜によって隔てられた「**隠り世**（かくりよ）」となる。この構造に似たものに、繭（まゆ）の中の蛹（さなぎ）がある。蝶の幼虫が成虫になる際、蛹という形態をとり、蛹から脱皮して蝶へと大変身を遂げる。

繭という閉鎖空間内部では、蛹は一部の神経、呼吸系を除いて組織はドロドロに溶解して身体の大改造をして蝶へと変身する。その際、複数のホルモンが関係していることが知られている。妊娠中の母体もまたホルモン量が妊娠前に比べて非常に高まっている。例えばエストラジオール数値の変動は、妊娠前期では106～5880、妊娠中期では2040～19400、妊娠後期では7310～46400（pg/ml）。妊娠前のエストラジオール数値（9～390）に比べると、妊娠中は数十倍から数百倍に高くなっている。

気の概念で繭の中の蛹を捉えてみる。**変身するためには、内部の気の交流を極端に高めなければならない**。そのためには、外部との交流を遮断する必要がある。しかし、完全な遮断は死を意味するので微かな外部との交流は当然おこなわれている。その絶妙な機能を担っているのが繭である。蛹の体組織がドロドロに溶解しているのは、繭の中の気の交流が通常とは比較にならないほどに極度に高まっているからである。

●顕幽の扉　エントロピーの法則

出産が近づくと、まず子宮の３つの膜が破れて破水が起こり、次第に陣痛が強くなって、胎児は母親の産道をゆっくりと回転しながら生まれ出る。出産直後は、母子は臍帯で繋がり、臍帯は未だドクンドクンと脈打っている。そして、臍帯が切断されて初めて、母と子は別々の個体となる。

これら一連の出産のプロセスは、幽と顕の話であり、幽と顕との間にある扉の存在を示唆するものである。それはまた、幽体領域の膨大なエネルギーと情報量を肉体へ変換する「顕幽の扉を開く治療」の可能性を示唆するものでもある。

『谷神は死せず。是を玄牝と謂う。玄牝の門、是を天地の根と謂う。綿々として存ずるが如く、之を用うれば勤せず。』

老子道教の中に記されている言葉である。「牝」はメス、「玄」は北とか水、黒、暗い、根幹とか潜在、深い穴の中などの意味がある。つまり「玄牝」とは、女性の究極の姿、女性が極まった最高な状態であり、すべての生命の発する根幹である。身近に例えるならば、「玄牝」とは出産直後の母体そのものを言い表した言葉とも言えるであろう。女性の一生で最高に心身が開放され、身体能力が高まった瞬間であり、歓喜である。出産時及びその直後の母親の表情は、獣そのものであり、また菩薩でもある。獣と菩薩が同居しているそんな表情の中から、崇高さや高貴さ、神聖さが醸し出されている。

受精から出産までのプロセスを数で表記してみると、新生児は＋1、胎児は－1、精子は$\sqrt{-1}$、卵子は$\sqrt{-1}$となる。当然、受精卵は$\sqrt{-1}\times\sqrt{-1}=-1$となる。

生まれ出た赤ちゃんの＋1、胎内の胎児の－1、このプラスとマイナスを熱力学の第二法則・**エントロピーの法則**で説明してみる。

エントロピーの法則を簡単に説明すると、生活をしているといつしか部屋の中にゴミが溜まってくる。もう少し難しく言うと、自然というのは（手をかけない限り）何か特定の高い（秩序がある）状態から乱雑なあるいは拡散した状態になっていく。「平均化する」「均一化する」「だんだんばらばらに散らばってゆく」。

秩序は無秩序へ、形あるものは崩れる。エントロピー増大の法則である。

生命現象は、この世界にあって、もっとも秩序ある仕組みである。エントロピー増大の法則は、この生命の上にも、細胞ひとつひとつまで容赦なく降り注ぎ、タンパク質を変性させ、細胞膜を酸化し、DNAを傷つける。すこしでもその法則に抗うために、生命はあえて自らを壊すことを選択した。率先して分解することで、変性、酸化、損傷を、つまり増大するエントロピーを必死に汲み出そうとしている。

私たちは皆一様にこのエントロピーの法則に支配され、老いてやがては死を迎える。しかし、**母胎内の胎児は生まれ出るその瞬間まで成長し続ける。なぜ、母親のお腹の中の胎児は、この自然界の絶対法則であるエントロピーの法則の支配を受けないのであろうか？**

それは、羊膜、絨毛膜、脱落膜という3つの膜によって隔てられた内と外でエントロピーの法則が違うからである。外側の世界はプラスエントロピー、内側の胎内はマイナスエントロピーの法則の支配を受ける。

次に、虚数について少し触れておく。虚数とは、実数ではない複素数のことである。虚数（ imaginary number)、英語を直訳すると「想像上の数」であることからも分かる通り、**このような数は現実には存在しない。**

しかし、信号処理、制御理論、電磁気学、量子力学、地図学等の分野を記述するには虚数が必要となる。私たちのごく身近にあって、今や生活になくてはならない必需品の携帯電話やパソコンなどは虚数という概念なくしては誕生しなかった代物である。

虚数によって初めて現代の情報社会は誕生した。 しかし、その実感がない。数字の1とか2という数はすぐに実感できるが、2乗して －1 になる数など想像することすらできない。**現代科学の最大の盲点は、虚数を実感できないところにある**。この言葉は、筆者の数霊の師・上原真幸先生の口癖であった。

目に見えるものがすべてではない。そのまま実体を言い表しているのではない。人間の存在もまたこれと同じようなことが言える。

●5・6

先に、太極は7であると述べた。しかし、太極の究極は、5 ＋ 6 ＝ 11である。11は、万物を産む力、再生の原理、柱の立つ原理である。しかし、この11の数理は大変難しい。実際の治療の場で、そう簡単に応用できる代物ではない。応用するには、5と6が生み出す9の世界、2・7火局を真に理解する必要がある。理解することができれば、起死回生の最後の妙法となる再生の治療が可能となる。

5・6の関係を、物理学の法則にある摩擦抵抗と慣性の法則で説明してみる。慣性の法則とは、簡単に言うならば車は急には止まれない。これが6の作用である。一方、静止した物体を動かすには非常に力を必要とする。そこにあるものはずっとそこに在ろうとする。これが5の作用である。一つの物体で動き出すと6の作用、静止した状態は5の作用となる。

車のタイヤは速度が遅いときは進行方向と同じ方向の回転をしているが、速度が速くなってくると瞬時に逆の回転に変わってしまったかのように見える。これらもまた5・6の関係である。

五感六感で説明してみると、五感は知ってのように聴覚、視覚、嗅覚、味覚、触覚である。五感を磨くといつしか六感が立ち上がってくる。この相似形を私たちは独楽の動きの中に見ることができる。机の上で独楽を回してみて貰いたい。回っている独楽がいつしか上下が逆になって回り始めることを確認できるはずだ。この現象もまた5・6の話である。

経絡では、奇経八脈の任脈と督脈が5・6の関係になっている。その代表穴が臍の真ん中にある「神闕」と、その真裏にある腰の「命門」である。「神闕」が5、「命門」が6となる。5と6は表裏の関係にあり、また逆転して5が6に、6が5に互換変換する。それ故、任脈と督脈の流注方向は常に一定方向ではない。男女の性差や個人差でその流注方向が逆転しているケースがある。このことを、正確に論じている著書や人物を筆者は知らない。

自然数は順逆に交流すると、5・6において相互に交流し互換変換する。

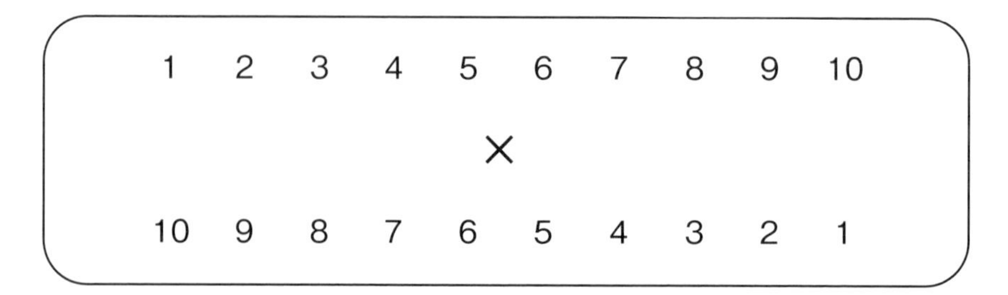

●天円地方

天円地方と言う言葉をご存知であろうか？　天は円く、地は方形であるという古代中国の宇宙観である。中華文化圏の建築物や装飾のモチーフとして用いられている。天が円で表される所以は、星の運行が円運動で表されるためである。

世界遺産にも登録された北京市にある史跡「天壇」は、1420年に明の永楽帝が祭祀を行う場として建立した建造物、天円地方をモチーフとした円形の構造を特徴としている。

ちなみに、この「天円地方」の宇宙観は日本にももたらされており、その痕跡は「前方後円墳」と呼ばれる古墳の形状に見ることができる。

数霊理論では、「天円」は12で表記する。円運動であり、複素数空間を意味する。「地方」は10で表記される。12と言えば、脳にも12脳神経がある。また、整数の無限の和が、－1/12となるのをご存知であろうか？「脳の方程式　いち・たす・いち」（田中大　紀伊国屋書店）から引用する。

「数という概念を実数だけで考えると、無限大に発散するとしか考えられない。しかし、複素数空間で計算すると、整数の無限の和は－1/12を実体としてもつのである。それが、限られた空間である実数空間だけで計算すると無限大に発散してしまうように見えるのである。

数の世界には、整数、実数、複素数の3つがある。複素数は数の一般化であり、いわば、数えることのグローバリゼーションである。

整数だけの世界から見ると無限大に発散するとしか見えない、考えられない整数の無限の和が、より高次元の複素数空間で捉えると収束して－1/12という実体をもつ。」

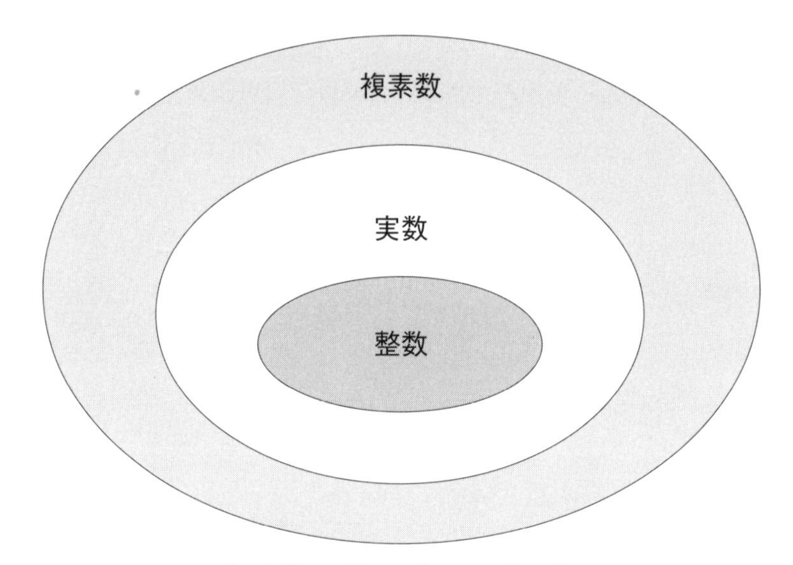

複素数と数のグローバル化

整数の無限の和は複素数空間で捉えると収束して－1/12となる。ここにも12という数がなぜか顔をだしている。複素数空間と12という数は、脳の実相を解明するキーワードとなるに違いない。

●不二　2にあらざるの2

大本教には、「**不二と鳴門の仕組み**」という経綸（神の計画）がある。**不二とは、2にあらざるの2。つまり、11であり、5と6の合体である。**

2は11を意味する。11は、1と10に分かれる。両者を足すと、2となる。(10は単数化すると1となる) 不二とは、数で表記すると2ではあるが単なる2ではない。それ故、不二なのだ。ここで問題となるのが、10である。この10という数は、先に述べたように数霊ではその取扱いが非常に難しい。この難しい10を、私たちは鳴門の渦潮に垣間見ることができる。

渦が発生すると、海水が渦の中心に向かって渦巻く。これが1・6水局の現象である。そして、中心の一点において渦が煮詰まってくるとやがて渦の中心は海底に向かって引き込まれる。渦が小さいとその深度は浅くて直ぐに渦は消失してしまうが、大きな渦だと海中深くに吸い込まれていく。この現象が7から9への変換である。

中心の7が煮詰まって2が取り込まれ、9が出てくる。

7の形象が時間によって満配すると、2つの角が出てくる。それが8と9である。かくして自然数は完成し、順逆に交流する。十進法の誕生である。

ちなみに、鳴門の渦の中心は、5と6の回転の渦である。渦の回転が6、渦の中心が5である。この渦潮の肝腎要の要諦は、渦が海底に達することにある。**渦が底に達して10から1へ変換され、瞬時にその向きを反転させる。**5・10土局した1・6水局となる。「不二」の秘密はここにある。

鳴門の渦潮にしろ、トルネードにしろ、その要諦は底に到達することにある。トルネードの発生をYouTubeでよく見ると分かるが、下降気流が地面に達するとトルネードは一気にその勢力が大きくなる。一瞬にして、その様相が一変してしまうことがよく分かる。

上下に異なる２つの相（phase）、もしくは次元を考えてみる。例えば、幽と顕、胎内と私たちが生存する三次元空間、体内受精と体外受精など。下の相は、順次に１→２→３→４→５→６→７→８→９と上に向かって数は進んでいく。そして、９になると次の軌道に入り１となり、上の相で再び１→２→３→４→５→６→７→８→９へと順次進む。

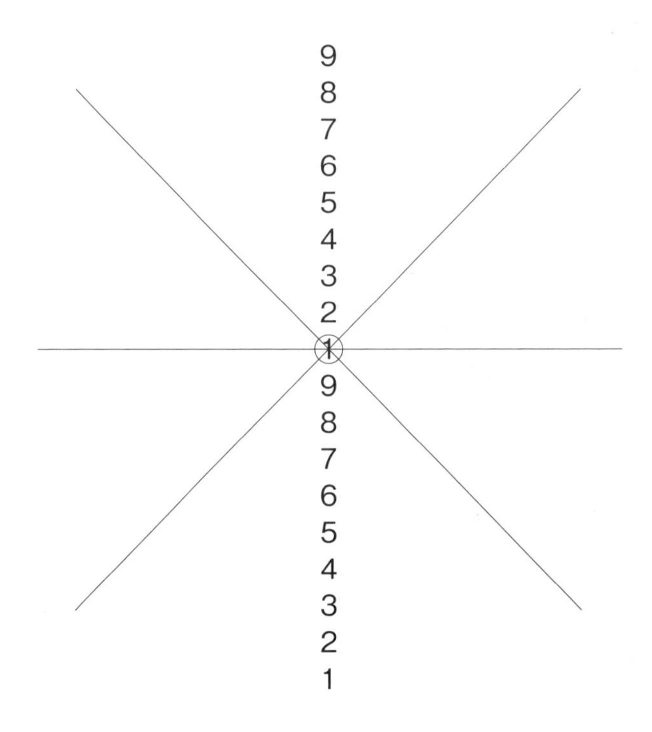

問題は、**９から１への変換**である。９から１へは進まない。９と１との間には大きな壁がある。それが、**10**である。10なくして、次の軌道には

入れない。10は回転して1になる。5・10土局して、1・6水局する。1＋10＝11であり、「不二」である。10は見えない。11になって初めて見えてくる。**十一面観音**である。後ろの**大笑面**は口を大きく開けて舌を出して意味深に笑っている。嘲笑うかのように・・・。

「お前如きに、この11の秘密、本当の意味が分かるのか？　」

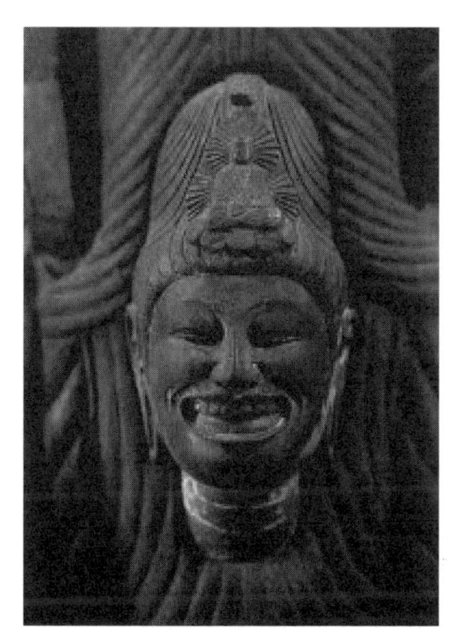

後ろの大笑面

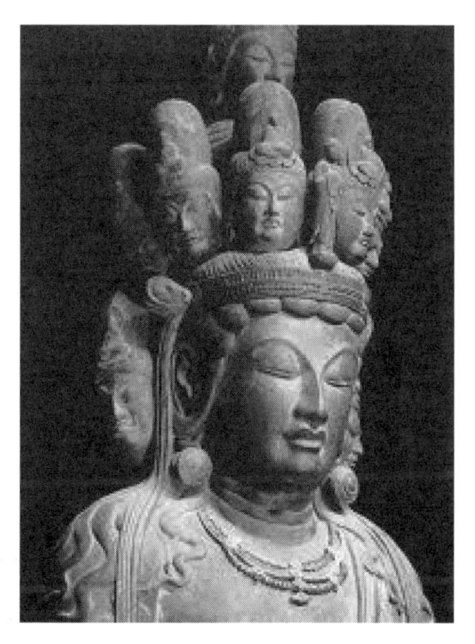

十一面観音

「不二と鳴門の仕組み」とは、「**顕**」と「**幽**」の間にある**扉**を開くことである。この扉を開くことによって、私たち人類は次の時代へと進むことができる。21世紀という新しい時代が私たち人類に求めているものの正体でもある。

「顕幽の扉」を開くと、生命の質が向上する。幸いにして、筆者は既にその扉を開く治療を独自に開発している。その一つが、心音セラピーである。**心音セラピーは、生まれてから寝返りをうつ生後5か月までの子供の「顕幽の扉」が開いていることを世界で初めて明らかにした。**寝返りをうつまでは**先天の気**が優位、寝返りをうった後からは後天の気が優位になる。寝返りとは、先天の気と**後天の気**が逆転する現象だったのだ。

もう少し大胆な表現をするならば、寝返りをうつまでの子供は、まるでタイムマシンに乗ったかのように幽（妊娠中のお母さんのお腹の中）と顕（この世）を行ったり来たりしているのかも・・・。

●5・6・7

太極とは、5と6の合体である。5と6が生み出す9の世界がある。9にはリセットするエネルギーがある。鍼灸治療の極意は、いかに9のエネルギーを手にするかにある。そのためには、5・6・7の関係性を十分に理解する必要がある。

なぜなら、**5を破るには6にならねばならない。**そして、7に入っていく。5からは7には入れない。6の動きは7に収斂される。この5・6・7の関係性は治療において非常に大事である。と同時に、たいへん難しい。

もう少し詳しく言うと、5は固まって動かない。例えば、体の奥底に長年にわたって溜まった毒素（5）は、いつまでもそこにあり続けようとするので通常の治療では取り除くことはできない。そこで、**5（停止）を6（動く）に変換させる。**変換した6を、7へ収斂させて動かない5を動かすのである。ここらへんが、この治療の大変難しいところである。しかし、音を使うと意外と簡単にできるようになる。

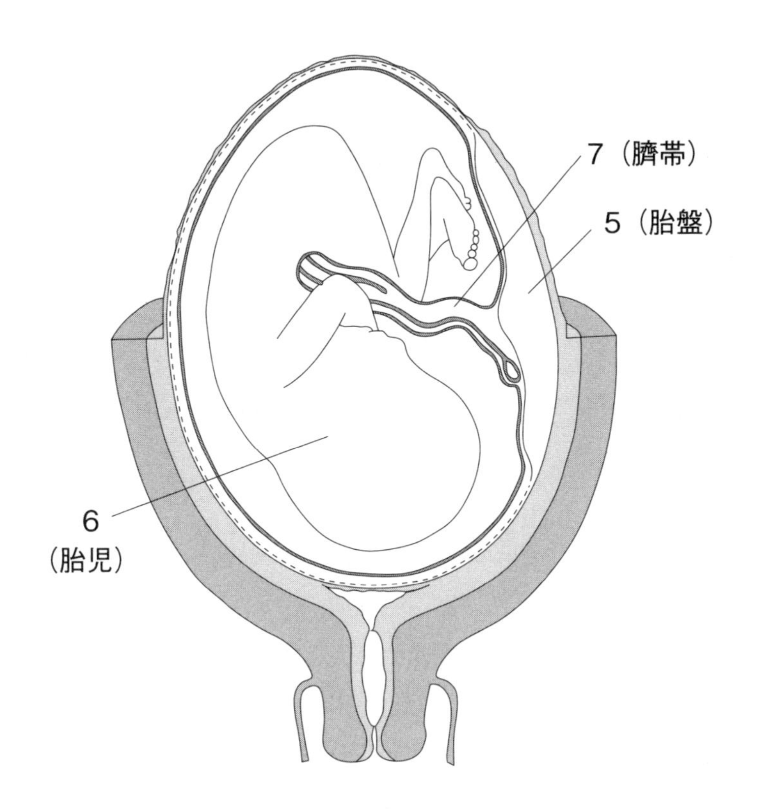

生物は5の世界に生きている。6の世界に目覚めたときに進化が始まる。6は生き延びる世界、7は守る世界。5・6・7を形而下で分かり易く言い直すと、胎内の胎児・臍帯・胎盤の関係性で説明することができる。つまり、胎盤5、胎児6、臍帯7となる。

胎内は、私たちが生きている世界とは3つの膜（脱落膜、絨毛膜、羊膜）で隔てられている。膜の内外では、まったく別次元の世界になっている。膜の外はエントロピーの法則に支配されており、人は老いてやがて死を迎える。一方、膜の内部ではエントロピーの法則には支配されずに、胎児は老いることなく常に成長を遂げる。時間の経過も異なり、外のおよそ270日間で内は生物進化38億年を遡ると言われている。

胎内と胎外を隔てている脱落膜・絨毛膜・羊膜の3つの膜を、「顕幽の扉」とも言う。そして、この「顕幽の扉」を開くことによって奇跡の治療が可能となる。古来より、神々の奇跡の治療と密かに言い伝えられてきている。筆者は、独自に開発した「心音セラピー」と「玄牝治療」でこの奇跡の治療を可能にした。「顕幽の扉」を開くために使った音が、**妊娠中の母親の心音**とドクンドクンと脈打っている臍の緒で我が子とつながっている**出産直後の母親の心音**である。

5・6・7を、大本教では「みろく」と呼んでいる。形而下では、「みろく」とは胎内世界のことであり、「弥勒の世」とは胎内世界とつながった時代となる。そのためには、「**顕幽の扉**」を開かねばならない。「**天の岩戸開き**」とも言う。「弥勒の世」とは、平和で人々の笑顔が絶えない社会といった抽象的なものではない。胎内と繋がることによって初めて可能となる社会を言う。もう少し具体的に表現するならば、**胎生期治療**が可能となり、医療現場において**生命の質の向上**という医本来の役割が果たせるようになった社会と言えるであろう。

しかし最近では、胎盤に守られた穢れない神聖なる胎内世界でさえシャンプーやヘアカラーなどによって汚染されてきている。お産の現場では、最近の羊水はシャンプーやヘアカラーの匂いがすると助産師たちの間では囁かれている。胎内ですらこの有様である。人間の強欲や身勝手さは、ついに犯すべからざる神聖なる領域にまで及んできているのである。

更に数霊理論から、「みろく」には**5・6・7**と**7・6・5**の二つの流れがあることが分かる。胎内世界とつながるための二つの道である。

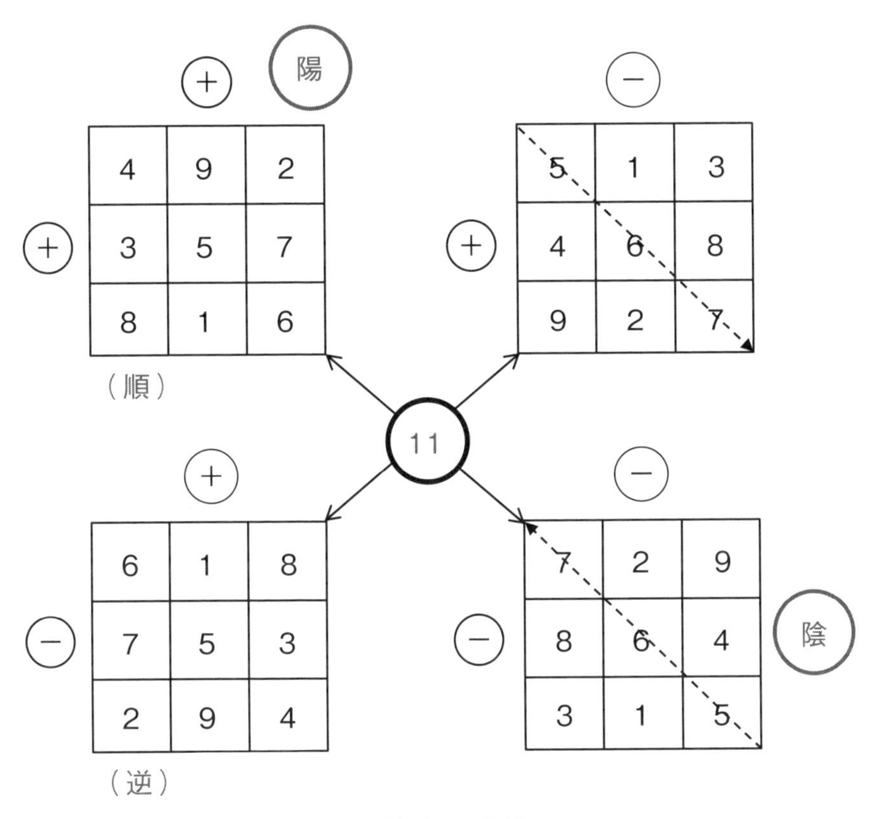

一柱十一霊結

第2章

経絡について

●十二経脈と奇経八脈

空間を独占、専有し、内部空間をもつ生命体は常に内部と外部の気の変換をおこなっている。その接合点が経穴である。**内部空間は正三角形八面体、外部空間は立方体**で表示することができる。そして、立方体に内接する正三角形八面体は三次元空間に生きる我が生命となる。

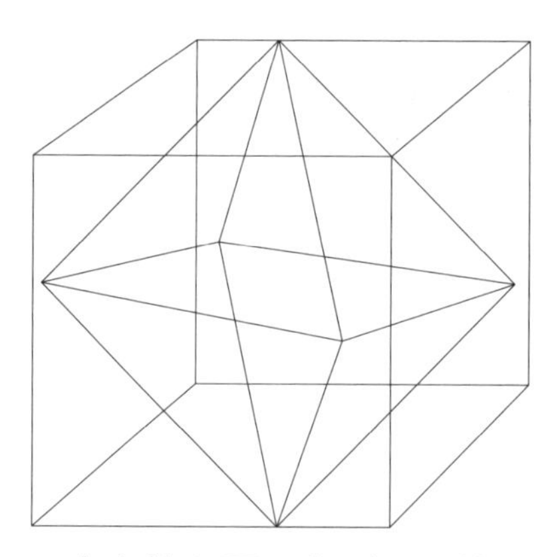

立方体と正三角形八面体

正三角形八面体には8つの面と12の線があり、立方体には8つの頂角と12の線がある。正三角形八面体の8面と立方体の8頂角、正三角形八面体の12の線と立方体の12の線がそれぞれ対応している。正三角形八面体においては8つの面が奇経八脈、12ある線が十二経脈、立方体においては8頂角が奇経八脈、12ある線が十二経脈となる。

プラトンの宇宙図形といわれる5種類の正多面体がある。正三角形四面体、正四角形六面体、正三角形八面体、正十二面体、正二十面体。これら

5種類の正多面体は、形の美の他に双対の美がある。

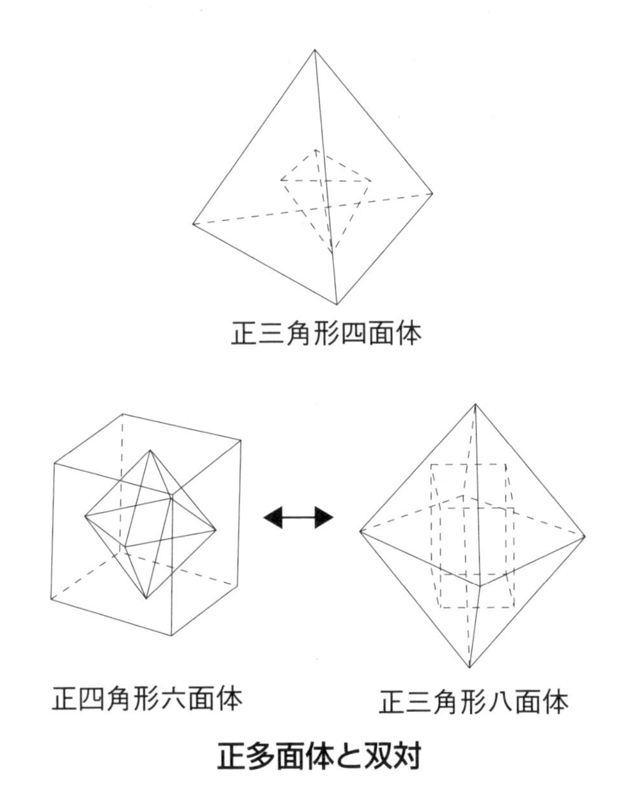

正多面体と双対

各面の中心を順に結ぶと内部に対の正多面体ができる。正三角形四面体は自分自身、正四角形六面体と正三角形八面体、正十二面体と正二十面体である。正三角形四面体のみ、その内部に逆向きの同じ正三角形四面体ができる。この上下向きの2つの正三角形四面体を平面に投影したのが六芒星である。この上下方向にある2つの正三角形四面体でもって、奇経八脈を説明することができる。

上向きの正三角形四面体を陰の奇経として捉える。正三角形四面体の4つある頂角をそれぞれ任脈、衝脈、陰維脈、陰蹻脈とする。次に、陽の奇経八脈を下向きの正三角形四面体で捉える。正三角形四面体の4つある頂角をそれぞれ督脈、帯脈、陽維脈、陽蹻脈とする。

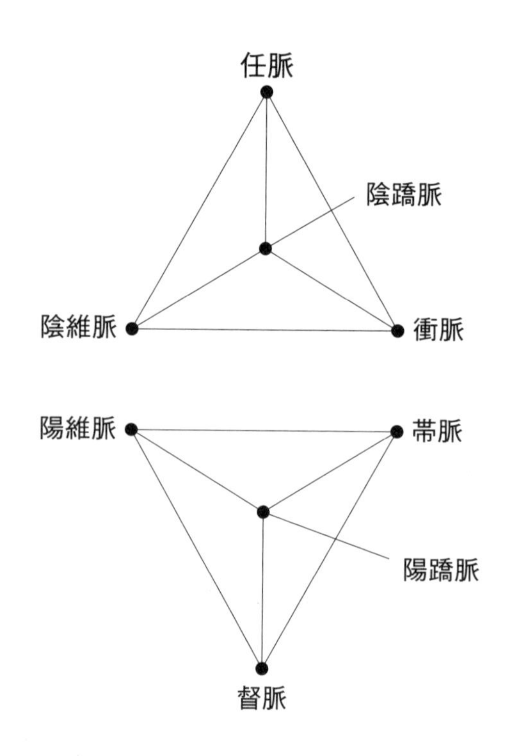

実際は、これら8頂角が正三角形八面体の8面と対応している。正三角形八面体は三次元空間に存在する生命体として捉える。奇経八脈が正三角形八面体の8面に対応していることから、奇経の治療には**面作用**があることがわかる。面作用があるから奇経の治療は瞬時にすべてを変化させる

ことができるのである。

最後に、三次元空間の問題提起をしておく。それは、三次元空間は回転運動が加わって四次元に連続している。つまり、**三次元空間は、三次元単独ではなく異次元との繋がりをもっている**。ここが、三次元空間に生きる私たちにはなかなか実感できないところである。例えるなら、私たちがその身を置く地球が太陽の周りを公転しながら自転しているのを実感できないようなものであろうか。

外部空間は何も三次元だけではない。その背後には四次元、意識という空間の五次元も存在している。現代科学は物質の反応しか注目していないので、異次元や意識についてはまったく無関心、かつ無知である。

生物は意識を合わせることができ、生体内のエネルギープラントであるミトコンドリアにも意識は介在していることを知らない。脳は演算するところであり、意識はあくまでも細胞レベルにある。

●十二経脈に任脈・督脈を加えて十四経脈にする理由

十二経脈に奇経の任脈・督脈を付け加えて十四経脈とする理由は？　なぜ、わざわざ十二経脈に任脈・督脈を付け加える必要があるのであろうか？　考えてみれば、不思議な話ではある。十四経脈に何か特別な意味でも？

春夏秋冬の四季の気の動きは、冬の気が夏に向かって一直線に突き進む。その際、地球が自転しているから春や秋が生じる。**四季の源流はあくまでも冬と夏だけである**。

同様に、会陰部にある「会陰穴」から出た任脈と督脈は、任脈は腹部、督脈は背部を通って頭の天辺の「百会」に向かって一直線に突き進む。「百会」に達すると、「百会」から気が噴き出し、「会陰穴」へ向かって下降する。この過程で、任脈・督脈を基軸として十二経脈が形成される。任脈と督脈なくして十二経脈は存在し得ない。ここに、任脈と督脈を十二経脈に付け加えて十四経脈とする理由がある。

任脈と督脈は表裏の関係になっており、反転して表は裏、裏は表に変換される。**反転は、任脈と督脈をつなげるキーワード**である。また、十二経脈の形成には、直接的には衝脈が関与するがその詳細については後述する。

奇経八脈の任脈と督脈は5・6の関係になっている。その代表穴が臍の真ん中にある「神闕」と、その真裏にある腰の「命門」である。「神闕」が5、「命門」が6となる。5と6は表裏の関係にあり、また逆転して5が6に、6が5に互換変換する。

それ故、任脈と督脈の流注方向は常に一定方向ではない。男女の性差や個人差でその流注方向が逆転しているケースがある。このことを、正確に論じている著書や人物を筆者は知らない。

●任脈・督脈・衝脈

鍼灸医学の古典に、任脈・督脈・衝脈はともに胞中におこると記されている。現代の鍼灸医学では、「胞中」は男女とも性を蔵するところ、女性は子宮、男性は精宝と解釈されている。しかし、筆者はこの説には納得いかない。筆者は、「胞中」を以下のように定義する。

『胞中は妊娠中の子宮空間、もしくは胎内』

これを定義として、経絡の形成過程及び任脈・督脈・衝脈の特殊性について論じてみる。

任脈・督脈・衝脈の関係性は、胎盤・臍帯・胎児の関係性と相似形になっている。胎盤と任脈が5、胎児と督脈が6、臍帯と衝脈が7である。出産すると、臍帯は切断され胎児と母体はそれぞれ別の個体となり、臍帯は臍という遺物を遺して跡形もなく消失する。母胎内における胎盤・胎児・臍帯の関係性は完全に消滅してしまうので、新生児は臍帯が切断された瞬間に以下のように任脈・督脈・衝脈の関係性を変化させる。

『任脈は、督脈・衝脈とともに、胞中におこり、下って会陰部の会陰穴より、前に廻り陰器（性器）を循り、腹部に上がり、恥骨上縁中央の曲骨穴・・・』

『督脈は、任脈・衝脈とともに、胞中におこり、会陰穴にでて、陰器（性器）を循り、後に廻り肛門を循って、尾骨端の長強穴より・・・』

『衝脈は任脈・督脈とともに胞中におこり、深部の一脈は背裏を上行し、五臓六腑を循り五臓六腑の海となる。浅部の一脈は、気衝穴に出て・・・』

上記に記されている鍼灸医学の古典の内容を、気の動きで表記すると以下のようになる。

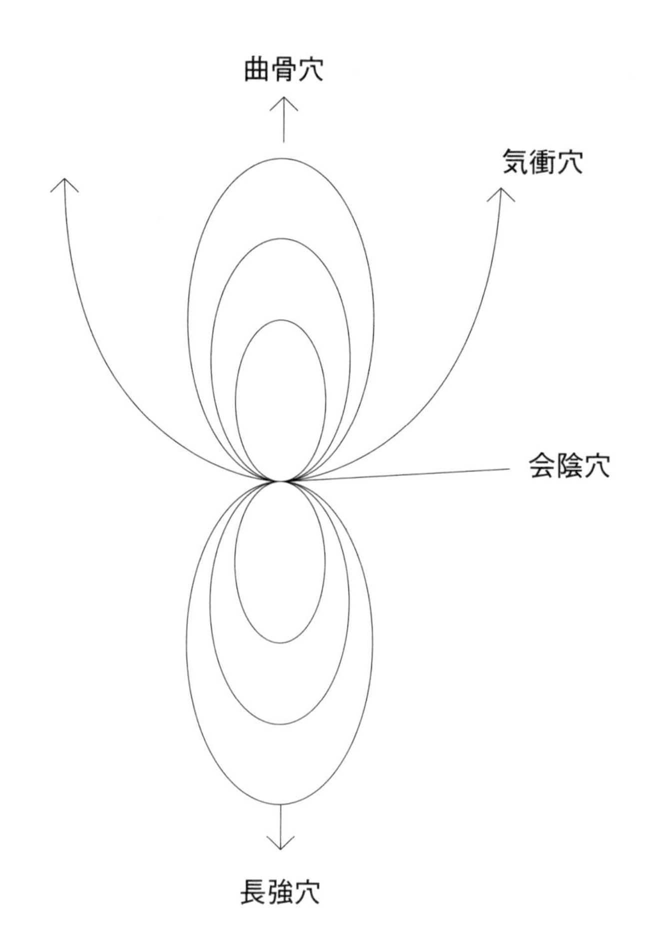

更に、任脈・督脈・衝脈の形象をフトマニ図に見ることができる。上の渦（9）が督脈、下の渦（1）が任脈、中心（5）が十二経脈の中心である。十二経脈の中心とは、具体的には5・10土局した「上脘」「中脘」「下脘」である。

そして、その中心の十二経脈に奇経八脈の気エネルギーを直接伝えるのが衝脈である。衝脈を五臓六腑の海と言う所以である。その形象は、落下した水滴が水面につくる波紋にある。フトマニ図の中心の形象は、どこか水面に立つ波紋に似ていないだろうか。

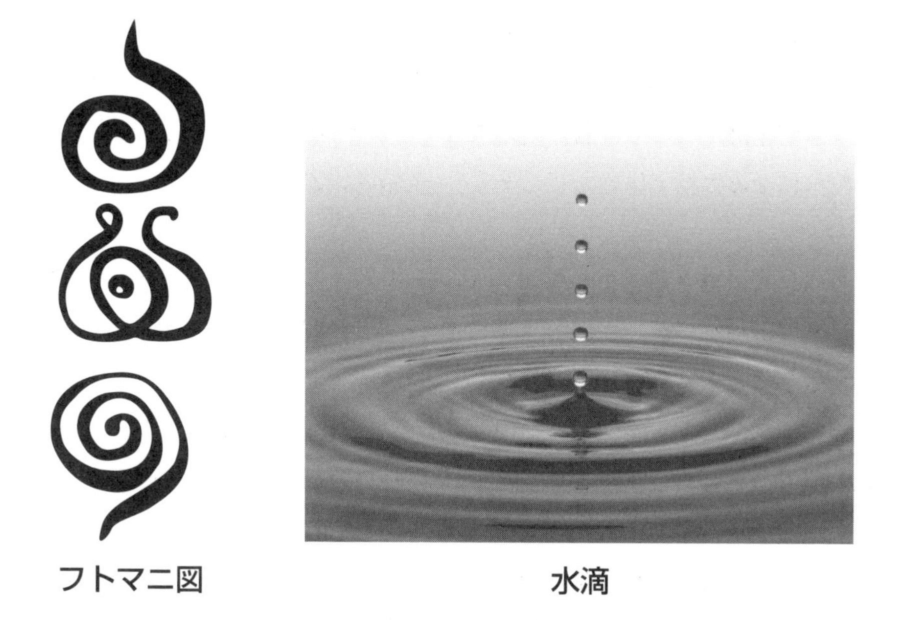

フトマニ図　　　　水滴

出産後、子供の成長とともに次第に任脈・督脈・衝脈以外の奇経と正経十二経脈が形成される。奇経八脈と正経十二経脈の関係性が完成するのは8歳前後と考える。脳内陰陽二気で説明すると以下のようになる。

「陰陽とは、天地の道理であり、万物の統括者であり、すべての変化の父母であり、生殺の根本であり、神明をつかさどるところである。陽を集めたのを天となし、陰を集めたものを地となして、陰は静かで陽は騒がしく、陽は生み陰は育て、陽は殺し陰は蔵し、陽は気を変化させ陰は形を作りあげるものとする。

陽気は、一日の殆どは体外にある。夜明けに人気（腎気）が生まれ、日中には陽気が盛んになり、夕方になると陽気は虚となり、気の門は閉じてしまう。陰とは、精気を蔵して外に対応して反応するものである。陽とは、体外をまもり堅固にするものである。

そもそも、陰陽調和の要点は、陽気が密であって堅固であることである。陰が平静であって、陽が閉ざされていると精神は安定する。陰陽が離れ離れになると精気は絶えてしまう」（黄帝内経素問）

陰陽二気において、まず地にある陰気が育ち、天の陽気がそれに伴い次第に密に練られ、そして陰陽は調和する。脳内においてもこれと同様なことが起きると考えられる。

まず植物脳である脳幹や大脳辺縁系で陰気が育ち、大脳皮質で陽気が成長してくる。育ち、成長した陰陽二気は相互に交流し、次第にそのネットワークを脳内で拡大していく。そして、８歳から10歳でニューロンネットワークは完成し、堅固なものになる。

脳の発達は、単純に神経細胞のネットワークが複雑になることではない。神経細胞のつなぎ目「シナプス」の数は、１～３歳前後までは急激に増えるが、その後は徐々に減っていく。過剰生産されたシナプスのうち、不要なものが消えていく。「大めにつくって後で減らす」方式のほうが、「必要に応じて増やす」方式よりも周囲の状況の変化に敏感に対応できるということだろう。

以下に、ヒト視覚野のシナプス密度とシナプス数の年齢による変化を示す。生後約８か月あたりがピークであり、その後は減少していく。そして、10歳前後で不要なシナプスの刈り込みが終了してニューロンのネットワークが完成する。

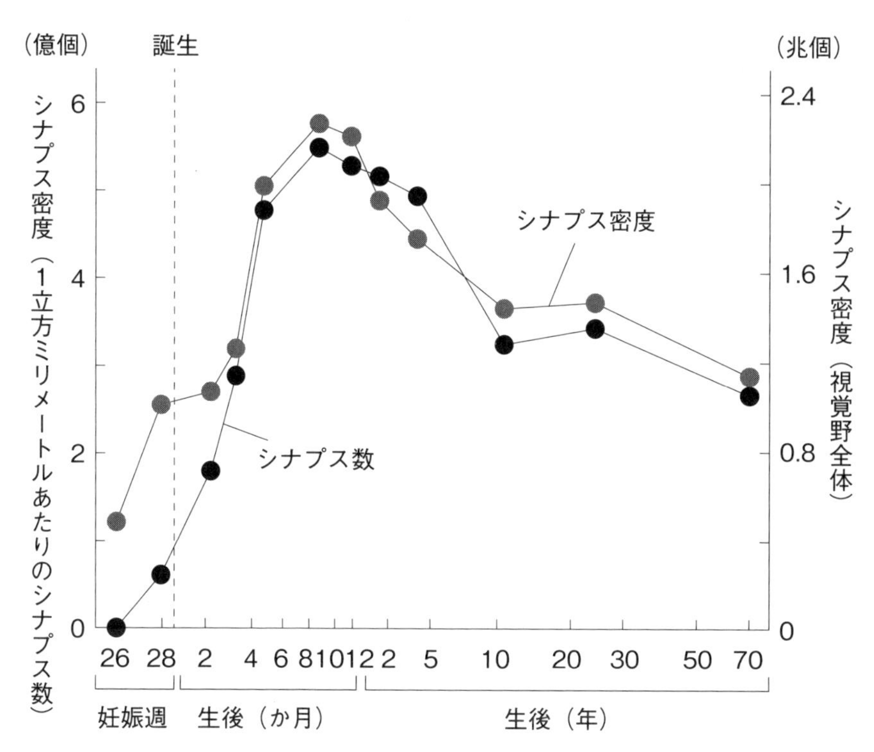

ヒト視覚野のシナプス密度とシナプス数の年齢による変化

脳内のニューロンネットワークの完成に伴って正経十二経脈と奇経八脈の形成は完成する。その時期は、中国の古典に記されている7歳、現代の脳科学が明らかにした8～10歳前後、筆者が独自に開発した心音セラピーにおける8歳前後と多少のバラツキはあるが、8歳前後と考えて差支えないのではないだろうか。

子供の発達段階を理解するのに「**9歳の壁**」という概念がある。この壁を超えると、子供はガラリと変わる。その一つは、想像力が急速に発達して口達者になる。幼児に強制卑猥をする性非行少年は、概して性欲が特別強いわけではなく、大人の女性には余り興味を示さない。もしろ大人の女性は怖いようで、「女の子は8歳までしか興味ない。9歳を超えると怖い」と言う。8歳と9歳の間には大きな壁があるのは間違いない。

●水滴音

ぽちゃん、ぽちゃん、ぽちゃん、ぽちゃん……水滴が次々と落ちてくる音。この「ぽちゃん」という音が発生する仕組みは、まだ科学的に解明されていなかった。英ケンブリッジ大学の工学者、アヌラグ・アガルワルは、この独特な音が発生する仕組みをついに解明し、学術誌「Scientific Reports」に発表した。

2017年、アガルワルはケンブリッジ大学の実験室で、ハイスピードカメラ、マイク、水中マイクなどを使い、水滴がいつ、どのように「ぽちゃん」という音を発生させるのかを正確に捉える実験を行った。

高さ約9センチから直径4ミリの水滴を水に落としたところ、衝突の瞬間、水滴は音を立てなかった。しかし衝突からわずか数ミリ秒後、水滴によって水面にくぼみができ、くぼみが反動で元に戻ろうとするとき、水面下に小さな**気泡**ができる。この気泡こそが「ぽちゃん」という音を発生させる源だった。気泡は毎秒5000回振動しており、この振動がさらに水面を震わせ、「ぽちゃん」という音を生み出していた。

更に、詳細な水滴音の発生の仕組みを解明した論文が2018年、オンライン科学誌「サイエンティフィック・リポーツ」に掲載された。(論文の主著者は英ケンブリッジ大学の学部生サミュエル・フィリップス)

先行研究では、水滴の衝突によって水面に穴が生じる際、その下に空気が短時間閉じ込められて小さな泡が形成されることが分かっており、科学者らはこの泡がはじけるときに音波が水面に到達して空中に抜けていくのだと推測していた。

フィリップスらは、音発生の仕組みを解明するべく、最新の音響映像技術を駆使した実験を実施。超スローモーションビデオ、マイク、水中聴音器を使用することで、これまで見過ごされていた細部の観察に成功した。

水面下に閉じ込められた気泡は、水面にできた穴が深くなるにつれ、振動を始めていた。「振動する気泡が放つ音波は、これまで考えられていたように単純に水面から空気中に抜けるのではなく、**穴の底の水面そのものを振動させ、音波を空気中に送り出すピストンのように働く**」、とフィリップスは説明する。

上から落下した水滴によって水面は凹み、その凹んだ水面下で空気の入った**気泡**を形成する。形成された気泡は振動しながら、水滴によってできた水面の凹みに作用して水面を振動させ上向きの水の動きを加速し、水面上に**水球**を形成する。そして、水面上に**波紋**を描く。この水滴の形象は、十二経脈に奇経八脈の気エネルギーを伝える衝脈の働きを示している。五臓六腑の海とは、落下した水滴によって生じた水面に漂う波紋そのものである。

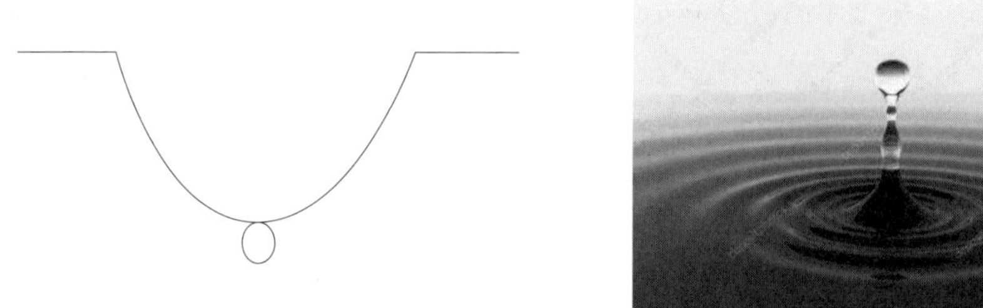

気泡　　　　　　　　　　　　　　水球

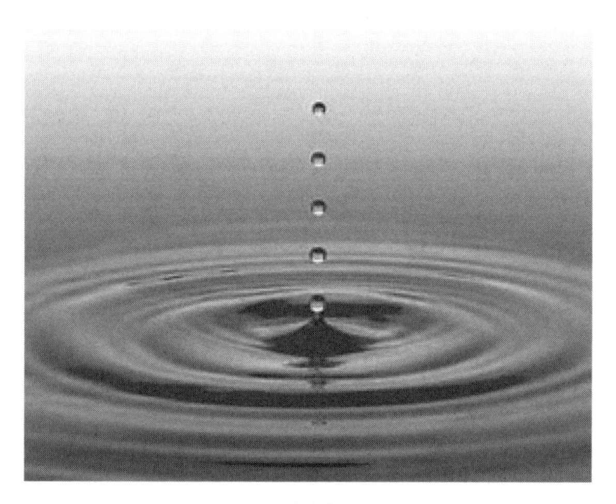

波紋

●水火合一

水火合一した臓器に腎臓がある。先人は、その働きを腎水（腎陰）、腎火（腎陽）とした。腎水が不足すると、心火が旺盛になり、肝が養われなくなる。肝臓を養うのは溜まった生温かい水ではなく春の小川のようなサラサラと球になって流れている水である。腎火は脾臓を温養する。腎火が不足すると脾臓は冷えて水湿が停滞する。日陰にジメジメした苔が生えるのと相似である。

水火合一は、水と火の相反する二つの作用によって球を形成する。

現代医学を学んだ者にはなかなか理解しづらいと思われるので、私たちの身近にある２つの現象で説明してみる。熱く熱せられたフライパンの上に水滴を垂らすと、水滴は蒸発することなく、水の球となる。そして、フライパン上を動き回る。水が熱（火）によって球になるこの現象を水火合一と言う。

水滴が水蒸気にならないのは、水球の表面に**水蒸気の膜**が形成されるからである。水蒸気の膜は熱によって蒸発するので、水球は次第に小さくなってやがては消失する。特に、水球がフライパン上で停止して上下の軸が形成されると、水球の表面に小さな棘のようなものが多数生じて、ジジジーっと音をたてながら一気に小さくなっていく。

次に、ガスバーナーで高温に熱せられた鉄球を水の中に入れてみる。高温に熱せられた鉄球の表面には幾つもの気泡がまとわり付き膜を形成する。しばらくすると、鉄球の表面の気泡は一気に音をたてて爆発する。水蒸気爆発である。

両者を顕在と潜在で分類すると、両者とも潜在のタマである。更に陰陽に分類すると、熱く熱せられたフライパン上にできた水球は、形象の中に煮詰まってできた「**球**」、陽である。一方、熱く熱せられた鉄球の表面にまとわり付いた気泡は、水の中に形成された虚空の「**珠**」、陰である。

ちなみに、顕在のタマには「玉」と「**環**」がある。「玉」はボーリングの玉、「環」は連なったタマで血中の赤血球などがこれに相当する。「玉」が陽、「環」は陰となる。タマには6種のタマがあるが、今回は4つのタマの紹介にとどめる。

水面に落下する水滴はどうであろうか？　落下する水滴は「球」、落下した水滴によってできる水中の気泡は「珠」となる。つまり、水滴は「球」と「珠」が同時に形成される。

腎臓同様に、仙腸関節もまた水火合一している。仙骨が火、腸骨が水である。腸骨は尾骨と1・6水局している。腎臓、仙骨、腸骨を含めた骨盤は、相互に密に関連していることが分かる。例えば、腎臓の治療は1・6水局の原理から左右の「三焦兪」「腎兪」「志室」それに「長強」、計7つのツボをとる。腎臓は左優位なので、左側の「三焦兪」・「腎兪」・「志室」それに「長強」、計4つのツボをとることもある。取穴するツボは幾つかのバリエーションがある。ちなみに、尾骨の先端にある「長強」は6であり、植物に例えるならば根の働きとなる。

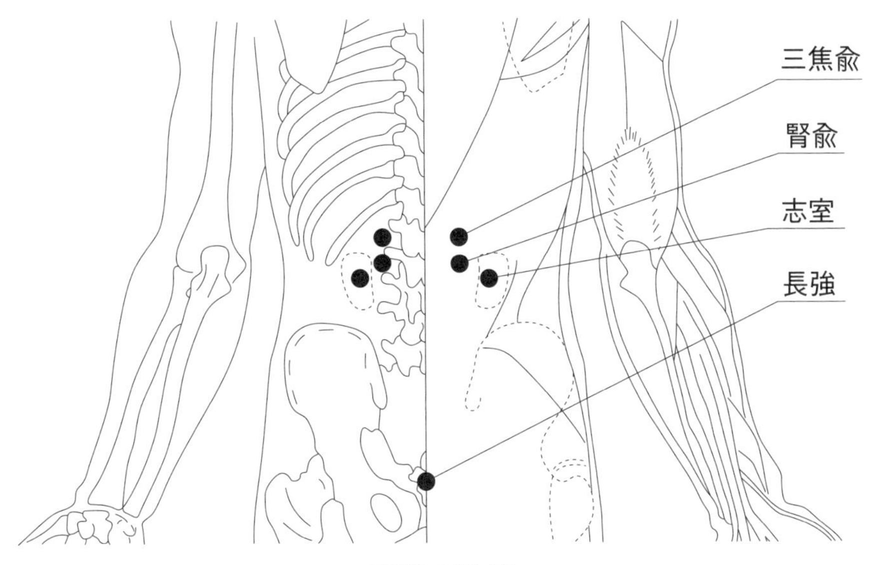

腎臓の治療

●衝脈と腸腰筋・横隔膜

筆者は、衝脈の記述内容が気になって仕方ない。「背裏を上行し、五臓六腑を循り、五臓六腑の海となる」とは？　また、衝脈の浅部の一脈は、「気衝」に出て・・・・と記されている。では、衝脈の深部の一脈は？

筆者は、深部の一脈は潜行して姿を消して股関節部にある脾経の「衝門」辺りから腸腰筋に沿って上行すると考える。腸腰筋は身体の中心部に位置し、胸椎12番、腰椎1、2、3、4、5番から発して股関節の前を通って大腿骨の小転子に付着する大きな筋肉である。丁度、中心に一本の柱があって、その柱から垂れ下がる吊り橋のワイヤーみたいなもので、胸椎・腰椎と大腿骨をつないでいる。武道やスポーツ界では、インナーマッスルとして腸腰筋はたいへん注目されている。

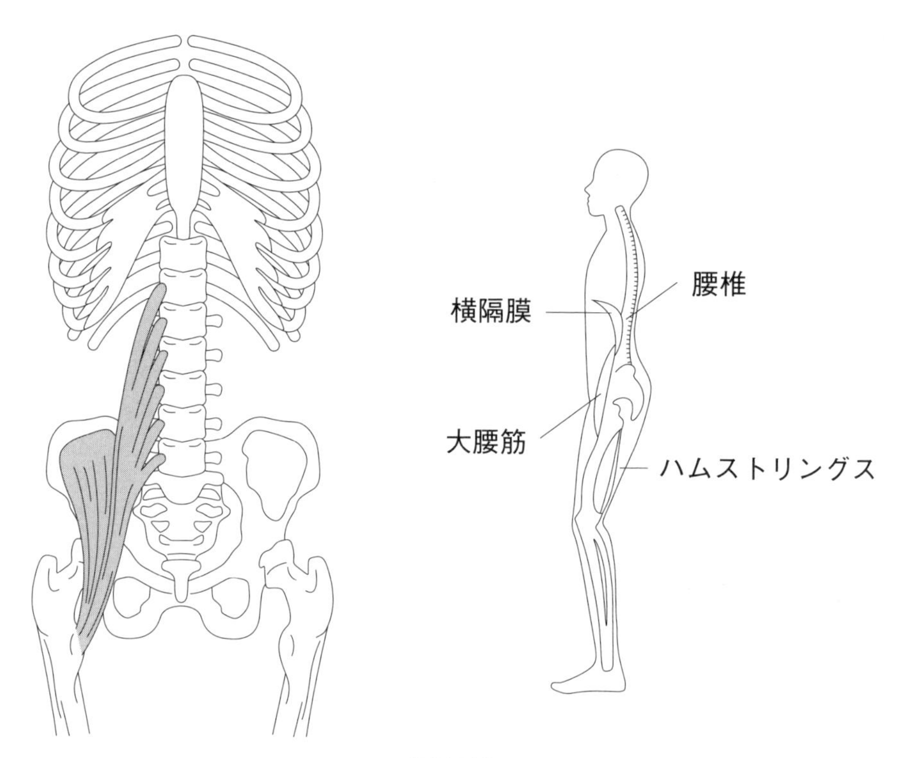

腸腰筋

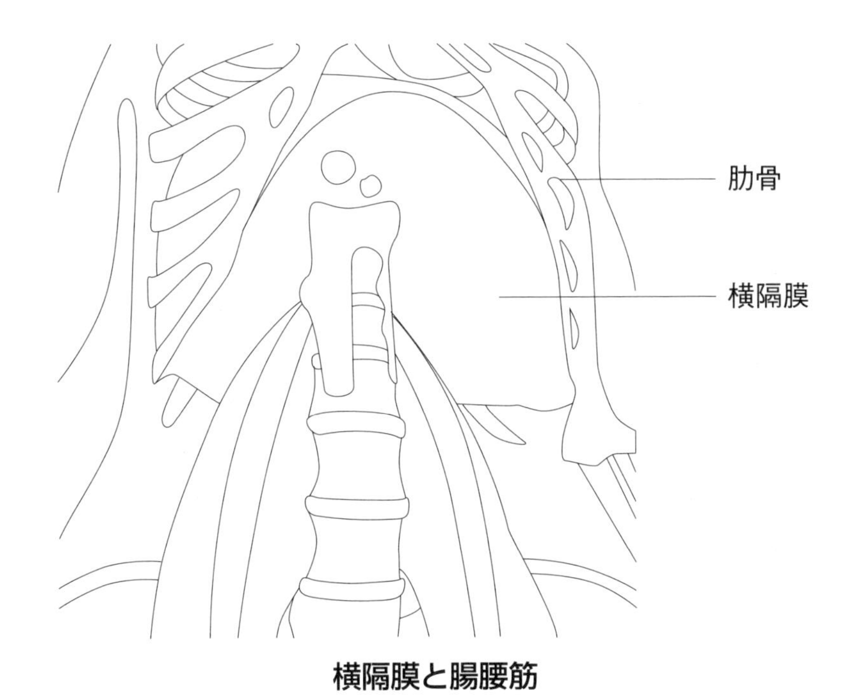

横隔膜と腸腰筋

腸腰筋との解剖学的位置関係から、横隔膜が浮かび上がってくる。横隔膜は腹腔と胸腔の間にある膜状の筋肉で、胸側は肋骨のすぐ下、背中側は腰椎についている。腰椎部で達人のインナーマッスル大腰筋と重なっている。同じところにある筋肉は連動して働く傾向があるので、横隔膜と腸腰筋は密接な関係があることが推測される。

衝脈は腸腰筋に沿って上昇し、横隔膜に達する。エネルギー変換や物質変換は膜を介しておこなわれるので、膜の機能をもつ横隔膜では気・血の交流が盛んにおこなわれており、必要に応じて選択的に物質変換、エネルギー変換して五臓六腑に供給する。このことを、「衝脈は背裏を上行し、五臓六腑を循り、五臓六腑の海となる」と古人は形容したのでは？

川と海の境目は上流から流れてきた川の水と打ち寄せて引く海水がぶつかり合って真水と海水が混ざり合って揺らいでいる。この境目には、川から運ばれてきた腐葉土によってプランクトンが多量に発生し、そのプランクトンを食べるために魚が多数集まってくる。川と海の境目は生命活動に満ち溢れた場である。

同様に、人体における腹腔と胸腔の境目にある横隔膜もまた生命エネルギーに満ち溢れている。この横隔膜の機能を衝脈を介して刺激すると、五臓六腑に気血が注入され、身体は活性化される。また呼吸法は、衝脈を刺激して横隔膜の機能を活性化して身体能力を高める鍛錬法に他ならない。このように、衝脈・腸腰筋・横隔膜は三つ巴になって、身体活動と密接に関わっている。

●細胞レベルの活性化　ミトコンドリア

細胞レベルの活性化、これこそが今後の医療の最大の課題である。**細胞レベルを活性化するとは、ミトコンドリアを元気にすることに他ならない。**ミトコンドリアはほぼすべての細胞に存在する。１つの細胞には200～1000個程度のミトコンドリアが存在すること、人はおよそ60兆個の細胞から成り立っていることを考えると、それらから生産されるエネルギーの総量は莫大なものとなる。

ミトコンドリアがほんの少し変化するだけでも、そのもつ影響力には甚大なものがあることは容易に察しがつく。

その第一歩は、まず呼吸を正すことから始まる。初歩的なことでは、口呼吸を止めて鼻呼吸にする。次に、浅い胸呼吸から横隔膜を使った腹式呼吸を身につける。更に、横隔膜を鍛えてより高度な呼吸へ、それが**鰓腸を覚醒させる呼吸法**である。

呼吸法の達人である鳥から学べることは、鳥の体温（42度）が高いことである。このことから、細胞呼吸と体温には密接な関係があることが推測される。つまり、低体温や冷え性を簡単に考えてはいけないということだ。当然、冷たいアイスクリームや飲料水の多食や多飲は慎まなければならない。

また、鳥のミトコンドリアは哺乳類より多くのエネルギーをつくりだすが、活性酸素の生産は少ない。ヒトの肺呼吸は鳥に比べると大きな欠陥を有している。鳥は肺の他に空気を入れておくための「気のう」という袋があるために、一回の呼吸で多量の空気を取り込むことができる。また、「気のう」があることによって肺残気量がまったくない。これに対して私たちの呼吸は、鳥に比べて一回の呼吸での空気の取り込み量は「気のう」がない分少なく、また**肺の中に空気が取り残されてしまうという欠陥をもつ**。換気が肺すべてに行き渡らない。その欠陥を補うために登場したのが**横隔膜**である。

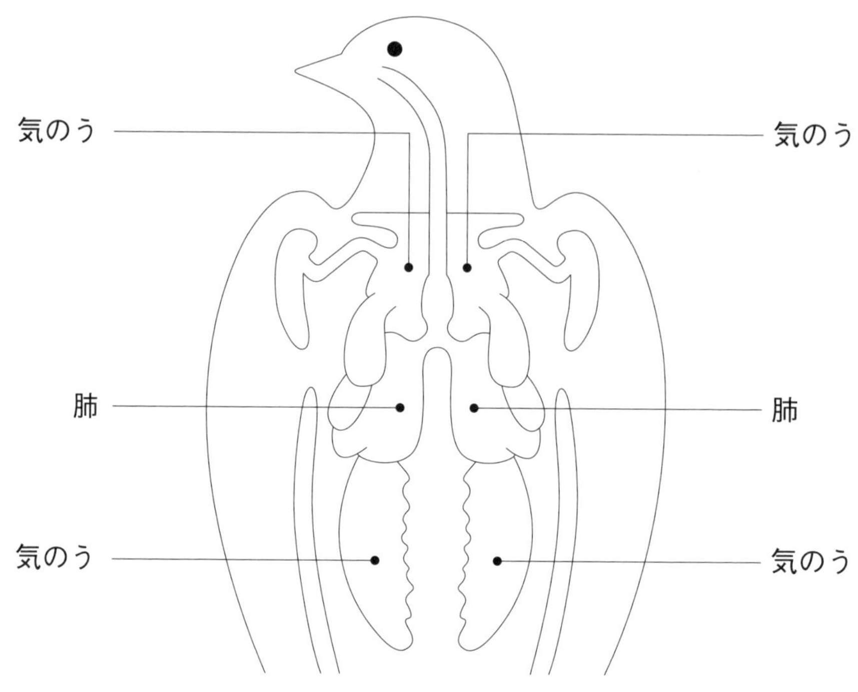

ノンストップで、3000キロ飛ぶ鳥の気のう

外呼吸の肺と横隔膜は発生学的には同じ鰓腸である。魚の鰓（エラ）の部分である。更に、呼吸中枢は水棲の鰓呼吸の時代と同じように延髄にある。**肺呼吸になった今においても、私たちの呼吸の背景には鰓呼吸が色濃く漂い、その支配を受けている。**

鰓の筋肉もまた呼吸とは一見まったく無関係の、顔面から咽喉に広がる嚥下・表情・発声などの諸筋肉に変身を遂げている。ヒトの口から咽喉にかけては、今尚、鰓腸の面影を色濃く残しており、鰓腸由来の器官の形成過程における根原のかたち（根原形象）を観ることができる。生きた古代形象である。

たとえば、口を大きく開けるとすぐ目につくのが下方へ垂れ下がったノドチンコ（口蓋垂）だが、この部位は実は下垂体と対応している。**口の中には、呼吸法のたいへんな秘密が隠されている**。

私たちの呼吸の偉大な師は、鰓腸である。師亡き後もその教えは、私たちの呼吸に多大な影響を与えており、その偉大な教えは永遠である。**鰓腸こそが呼吸法のキーワードである**。

●鰓呼吸を活性化する呼吸法

呼吸法は古今東西数多くあるが、筆者は魚の時代の鰓呼吸を活性化させる呼吸法でなければならないと考える。そのための重要点を以下に記す。

◇お腹を凹ませてお腹の血液を心臓に戻す

人間のからだには３つの心臓がある。一つは心臓、一つは横隔膜、もう一つは筋肉である。

本来、心臓は魚の鰓、ここに血液を送り込むためにできたものである。ここに第一の心臓がある。

第二の心臓は、腹の心臓（横隔膜）である。お腹全体を一つのスポンジとして、お腹のスポンジをぎゅっと搾り出す。つまり、腹腔を一つの巨大な心臓として一つの拍動運動に例えることもできる。

もう一つは筋肉の心臓である。筋肉にできた窒素代謝産物と二酸化炭素を心臓を経由して腎臓に送る。あるいは肺に送る。つまり、筋肉から心臓まで老廃物を運び込むものとして筋肉を介した個体運動がある。私たちは走ったり、体操したり、いろいろとからだを動かすことで筋肉に生じた老廃物を心臓まで運ぶ。これが第三のポンプの働きである。

魚の場合は、シッポを振って泳いでさえいればすべて解決するが、私たち人間はそうはいかない。筋肉には老廃物が溜まり、お腹には血液が鬱滞する。

◇中胚葉（副腎・腎臓）を刺激する

哺乳類は三胚葉生物である。クラゲのような二胚葉生物は内側の内胚葉と外側の外胚葉だけでその体制は成り立っているが、三胚葉生物は両者の間に中胚葉という広大な領域が広がっている。中胚葉は体腔およびそれを裏打ちする中皮、筋肉、骨格、結合組織、心臓、血管、血液、腎臓、リンパ管、脾臓、性腺、副腎（皮質）などがある。この中でとくに大事なのが腎臓・生殖系と結合組織の全てが含まれることである。内胚葉には肝臓をはじめとした消化器系や肺など、外胚葉は皮膚や神経系などがある。

ちなみに、内胚葉と外胚葉はつながっている。両者は肛門と口で隔てられているに過ぎない。では、内胚葉、中胚葉、外胚葉の相互の関係はどのようになっているのであろうか。気の動きで捉えると以下の図になる。

外→内、内→中、中→内、内→外へと、気は順次に交流する。中胚葉は直接外胚葉とは繋がっておらず内胚葉を介して外胚葉と繋がる。意識的に、外部から直接中胚葉を刺激することが難しいのはそのためである。

しかし、呼吸法は中胚葉を刺激することができる。ここに呼吸法の大きな存在意義のひとつがある。もう少し過激に言うならば、中胚葉を刺激できない呼吸法は呼吸法足りえないと言えるであろう。

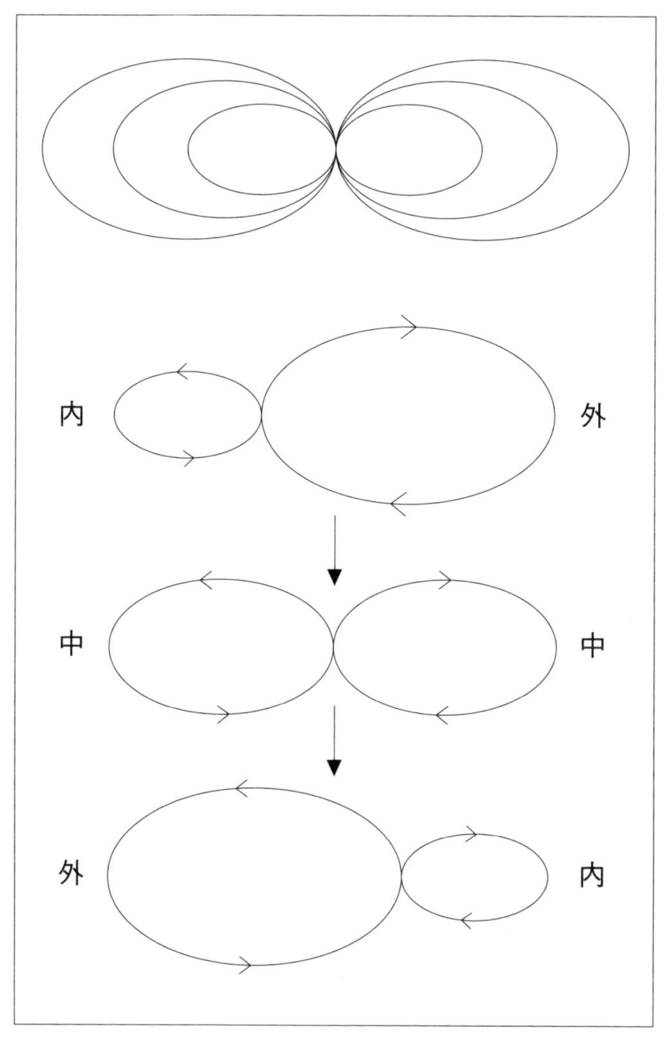

内胚葉・中胚葉・外胚葉の関係図

◇胸郭を広げて胸骨を刺激する

横隔膜は腹腔と胸腔の間にある膜状の筋肉で、胸側は肋骨のすぐ下、背中側は腰椎についている。腰椎部であの達人のインナーマッスル大腰筋と重なっている。同じところにある筋肉は連動して働く傾向があるので、横隔膜と大腸筋は密接な関係があることが推測される。

呼吸法をやっていると、横隔膜と大腸筋の感覚がたいへん研ぎ澄まされてくる。肛門を締めて息を吐きながらお腹を凹ませ、腰を床に押し付け徐々に下方から頭に向かって大腸筋に沿って呼吸を上げていく。そして、横隔膜と大腸筋が重なっている処に来ると、ここはまた腎臓と副腎を刺激する処でもあるが、そこから吐く呼吸で横隔膜を胸部へ向かって押し込んでいく。その際に、大腸筋から横隔膜へ切り替えるスイッチが入る、そんな感覚がある。

横隔膜が腹腔から胸腔へ大きく動くと、胸郭が開いて胸骨が刺激される。そして、胸腺が刺激される。更に、吸う呼吸とノド・舌などを巧みに使って甲状腺と脳の下垂体をも刺激する。胸腺、甲状腺、頸動脈は鰓腸由来の器官であり、喉、舌、下垂体は鰓腸の面影を今なお色濃く残している領域である。肺と横隔膜もまた発生学的には同じ鰓腸である。

呼吸はこの世に生れ落ちた瞬間に始まり、最後に息を引き取るその間際まで我々に一生付き纏って離れることがない。その昔、荘子は言っている。「真人の息は踵を以ってし、衆人の息は喉を以ってす」

●経絡、情報伝達速度

生物進化は情報量増大の方向にある。増加する情報量に対応するために、生物は情報伝達速度を上げ様々な複雑な形態的変化を遂げている。複雑化は、より高度な統合を必要とする。その一方で、単純化も同時におこなわれている。この情報伝達速度から眺めると、経絡はどのような姿を見せてくれるであろうか。

よくご飯を食べた後、すぐ風呂に入ってはいけないと言うが、食後は食べた物を消化吸収するために内臓動脈に血液が集中してくる。ところが食後すぐに風呂に入ると体壁の血管が開き、せっかく内臓に入った血液が体表に呼び戻される。（循環系は内臓へ分布するものと体壁へ分布するものの二つに分かれており、それぞれを内臓動脈、体壁動脈という。）このように体内の血液を、内臓系にやるか体壁系にやるかを取り仕切るのは動脈に蔦のようにからまった交感神経である。交感神経は動脈と密接な関係をもつ。ちなみに、内臓の粘膜下の筋層は副交感神経の支配を受ける。

このポイントの切り替えを始めたのが原始脊椎動物である。最初は、**内分泌系**ができた。この内分泌系の名残が今も私たちの体の中に見られる。その中で有名なのがアドレナリンを分泌する**副腎髄質**である。やがて上陸して両生類になると、この内分泌系は次第に**神経系**に置換されてくる。このようにしてできた神経系が**交感神経**である。

内分泌系から神経系への置換は、情報伝達速度へ対応した結果に他ならない。体制が複雑になると処理する情報量は増えてくる。増え続ける情報量を処理するために、情報伝達速度の遅い内分泌系からより速い神経系へと移り変わっていったのである。神経系も、髄鞘の無い神経線維からより伝達速度の速い髄鞘のある神経線維へと。

更に、内部環境の恒常性（ホメオスターシス）を維持するために、神経、内分泌、免疫は情報伝達の仕組みを共有して、相互に綿密なネットワークを形成して、総合的に生体調節系として働くようになる。ホメオスターシス（恒常性）の三角形である。

体内の情報を、スピーディに、的確に、正しく伝達するために、神経、内分泌、免疫はそれぞれ単独ではなく三つ巴の関係になっている。例えば自律神経と免疫の関係は、臨床医福田稔と免疫学者安保徹の両氏によってここ最近になって明らかにされた。しかし両氏以前に、自律神経と白血球の関係は元東北大学医学部講師斉藤章によって既に明らかにされている。斎藤は5000人の患者を対象に、あらゆる感染症のデータを集め、次のような法則を見出した。

1・ブドウ球菌などに感染しマクロファージや顆粒球など食細胞系の細胞が　活性化すると、患者の脈は速くなり、胃酸の分泌が低下する。これは交感神経が優位になったときの体調であり、マクロファージや顆粒球が放出する活性酸素によって交感神経が刺激されているのではないかと考えられる。

2・ウイルスなどの刺激でリンパ球が活性化している患者では、脈は遅くなり胃酸の分泌は上昇する。これは副交感神経が優位になったときの体調であり、何らかの理由で副交感神経が刺激されたものと考えられる。

食細胞系とリンパ球系という２大系統の働きが、交感神経、副交感神経が作用したときと同じ状態をもたらすことから、斎藤は２つの系の細胞も相拮抗して体の防御をおこなっているのではないかという結論に至った。そして、「食細胞かリンパ球か、二者択一」を生体防御系の「生物学的二進法」と命名し、学会発表する。しかし、この斉藤理論は当時の医学界ではまったく無視された。

・・・・・・・・・・・・・・・・・・・・・・・・

無髄神経の神経伝達速度は０・２～２ m／sec、有随神経は一番速い運動神経で 70 ～ 120 m／sec である。時速に換算すると、それぞれ 0.72 ～ 7.2 km／h、252 ～ 432 km／h となる。無髄神経は人間の子供と大人の歩行速度、有随神経は新幹線さらに試験走行で最高速度 581 km／h 出した超伝導リニアモーターカー、地上を走る鉄道が出せる最高速度となる。

生体内には神経を超える伝達速度をもつ情報系は存在しないのであろうか？　私たちの身近には、神経の伝達速度を遥かに超える乗り物はたくさんある。例えば、地上はるか上空を飛ぶ飛行機は 930 km／h、音速は標準大気中で 1225 km／h、地球の重力件圏を脱出するスペースシャトルの最大速度は 27870 km／h である。また、電磁波や光を使った光ファイバーすら存在する。

情報の伝達速度から、第４の情報系として鍼灸医学独自の概念である「経絡」の存在が浮かび上がってくる。神経・内分泌・免疫のホメオスターシス（恒常性）の三角形と、その上位にもう一点を加えると正三角形四面体を形成する。上位の一点が経絡である。

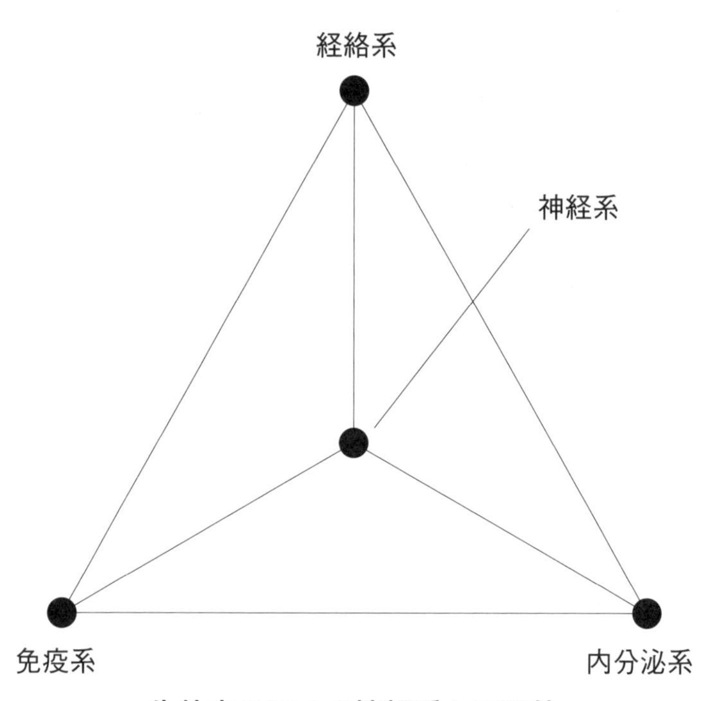

生体内の四つの情報系と四面体

正三角形四面体の形象的構造から、上位の経絡を調整すると他の神経・内分泌・免疫は自ずと調整される。つまり、神経・内分泌・免疫の異常は、鍼灸治療の経絡で容易に調整できるということだ。

・・・・・・・・・・・・・・・・・・・・・・・・

筆者には、情報伝達速度で一つだけ疑問に思うことがある。それが、神経系の情報伝達の仕組みである。なぜ、神経細胞（ニューロン）内部の伝達と神経細胞間の伝達の２つがあるのだろうか？　情報の伝達速度を速めるだけなら、軸索（神経線維）における電気的伝達だけで十分はなずだ。しかるになぜ、伝達速度の遅いシナプス間隙における化学的伝達が存在するのか？　情報の伝達速度を二重構造にした理由とは？　まるで、電話と手紙のやり取りを同時にするみたいな・・・。

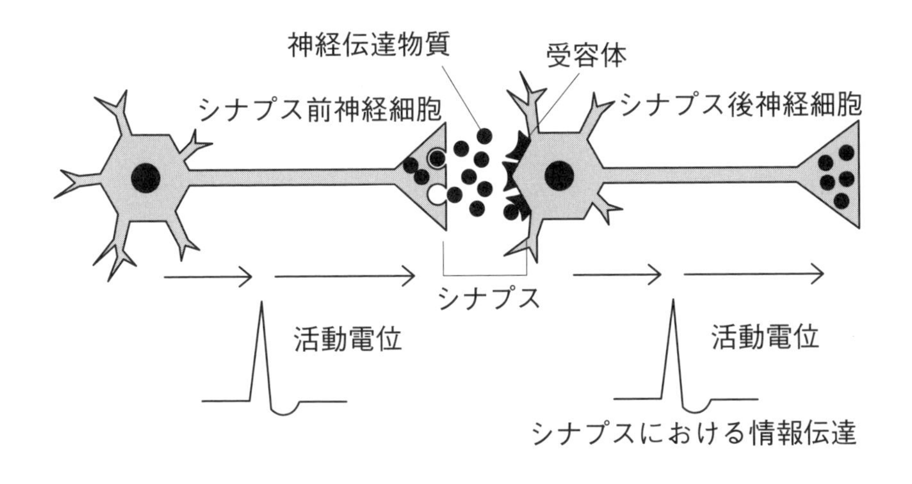

脳は腸の面影を残していたいのか？　速度だけでは割り切れない情緒的な側面があるのか？　そう言えば、天才数学者岡潔は、**宇宙の本体は情緒**であると言っている。日本人として初めてノーベル賞を受賞した理論物理学者湯川秀樹は、意外と数学が苦手だったという。この湯川に数学を指導したのが岡潔である。湯川のノーベル賞受賞の陰の立役者は意外と岡潔かも知れない。

或いは、更なる超高速度の情報伝達を暗示しているのか？

●気血は十二経脈を循る

気血は十二経脈を循る。十二経脈を循るのが気単独ではなく、なぜ気血なのか？　気血とした理由、その根拠はどこにあるのであろうか？

先に、正三角形四面体の形象的構造について述べた。内分泌、神経、免疫それに経絡の関係性において、上位に経絡が位置し、残りの内分泌、神経、免疫が底辺の三角形を形成する。気血もまた、同様にこの正三角形四面体の形象的構造に対応していると考えられる。

つまり、気は経絡、血は内分泌、神経、免疫にそれぞれ対応している。

「中焦は津液を蒸し、その津液から精微を化した物質は上がって、肺脈に注がれ、これが血となる。」

上述した内容を「**栄養**」と「**酸素**」とシンプルに考えるなら、両者の行き着く先はミトコンドリアである。そして最終的には、ATPという化学エネルギーがつくられる。ということは、経絡、内分泌、神経、免疫の間に介在するもの、行き来するものの正体、それはATPという化学エネルギー？　つまり、肉体と肉体背後の気の領域の間に介在するものとしてATPが考えられるのではないだろうか？

分子生物学者福岡伸一が唱える「動的平衡」で更に検討してみる。

「エントロピー増大の法則に抗う唯一の方法は、システムの耐久性と構造を強化することではなく、むしろその仕組み自体を流れの中に置くことなのです。つまり流れこそが、生物の内部に必然的に発生するエントロピーを排出する機能を担っていることになるのだ。

生命とは動的平衡にある流れである。

例えば、貯蔵物と考えられてきた体脂肪でさえもダイナミックな流れの中にある。需要と供給のバランスがとれているときでも、内部の在庫品は運び出され、一方で新しい品物を運び入れる。脂肪組織は驚くべき速さで、その中身を入れ替えながら、見かけ上、ためている風をよそおっているのだ。すべての原子は生命体の中を流れ、通り抜けているのである。」

「常に新しい一片のピースに取り換えられているにもかかわらず、なぜ全体としては恒常性、バランス、ある種の平衡が保てるのか。

常に新しいピースと交換されているけれども、そのピースとピースの関係性が保たれているから全体がつながっている、だからこそ全体の絵柄がそれほど大きく変わらないでいられる。これが動的平衡の考え方です。この考え方のキーポイントは、絶え間なく入れ替わっているということと同時に、その要素と要素の関係性が相補的な関係性を保っているという、その関係のあり方です。生命はそこにある。

ピースとピースの関係性について、細胞と細胞が互いに空気を読み合っているとか、コミュニケーションをしているとか私は比喩的に言いますが、実際に行われているのはまず物質の交換、エネルギーの交換、それから情報の交換です。それが相補性をつないでいる。」(生物と無生物のあいだ）福岡伸一・講談社現代新書

生命は動的平衡にある流れであり、その流れの中で物質・エネルギー・

情報は絶え間なく互換変換されている。先人は、この流れを気血は十二経脈を循ると観た。しかし筆者は、更に気血の循りの狭間にATPが介在すると考える。肉体と肉体背後の気の境界領域は、コンクリートのような固い堤防ではなく、ATPがゆるやかに流れ、かつダイナミックに行き来しているのではないだろうか。

●現代科学が捉えたATPと気血

生命の炎を燃やすために必要な燃料（食物）と火（酸素）は、下等な動物を除き、すべて消化系と呼吸系から別々に取り入れられる。腸管の形成によって腸の分化が促進され肝臓がつくられることによって、燃料の吸収能率は一気に高まった。そうすると、もう一方の酸素の取り込み能力が上がってくることは必然である。つまり、呼吸系の発達である。

消化系と呼吸系の発達によって、脊椎動物の体は次第に熱機関としての性質を帯びてくる。体温の方も低温、変温から次第に高温、恒温へとレベルアップする。恒温動物である人間は、常におよそ36.5度という体温を維持している。そのためには、体内での燃焼が必要だ。

車のガソリンに当たるものは、人間では食べ物になるが、ガソリンのようにそのままエネルギーに変わるわけではない。食べ物が消化吸収され、そこからエネルギーを取り出す反応が体の中に起こって、エネルギーを使うことができる。そしてさらに、余分なエネルギーは貯蓄したり、貯蓄してあった分を切り崩してエネルギーに変換したりする反応は、休みなくおこなわれている。また、ガソリンの種類が、ハイオクガソリンであったり、ガソリンではなく電池だったり、といろいろあるように、私たちのエネルギー源も体の中ではいろいろな形をとっている。

エネルギー代謝を考えるうえでの基本は、ATPという化学物質である。ATPはエネルギーが詰まった化合物である。ATPが、ATPと無機リン酸に分解されるときに、エネルギーが放出される。私たちの体は、このATPが放出するエネルギーを利用して、体を動かしたり、体を作ったりしている。しかし、**ATPは不安定で、多くを貯めることはできない。貯めないで作り続けるものである**。生きている状態では、つねに体内の糖や脂肪、タンパク質が分解され続けてATPが作られている。

私たちが生きているということは、ATPという化学物質をつくることであり、ATPのおかげである。一方、数千年前の鍼灸医学の先人は、私たちが生きている根拠として、気血が十二経脈を循り、全身を養うと考えた。ATPという化学物質ではなく気血として捉えた。

漢方医学に精通した山本巖は、東洋医学独自の概念である「血」と自律神経および内分泌系の関連性を指摘している。また、気については以下のように述べている。

『古人は、身体を大きく気・血として捉えた。そして気は眼に見えないとし、気の異常を「気虚」と「気滞」に分けた。そして身体の機能が順調にいかないとき、気が体内において流通が円滑にいかないといい、停滞した状態になるとして、これを「気滞」と表現している。「気滞」の症状の激しいのを「気逆」と言っている。

気虚には「補気」、気滞には「行気」、気逆には「降気」の治療をするとしている。「気滞」といわれる症状を解剖生理学的眼で読み直せば二つある。

一つは、自律神経支配下の平滑筋の運動異常、ジスキネジーである。即ち、気管・気管支、食道から直腸までの消化管、胆嚢・胆道、膀胱・膀胱括約筋、卵管・子宮などの中空臓器の過緊張・痙攣である。

もう一つは、「肝鬱」で代表される精神症状である。そして精神的な気滞は機能異常としての中空臓器の痙攣・過緊張・逆蠕動を伴うことが多い。

肉体が血、機能が気である。』

同じ東洋医学の範疇にあるが、鍼灸医学と漢方医学ではその治療対象が異なる。前者は肉体背後の気の領域に特化しており、後者は肉体寄りである。それ故、気・血の捉え方に違いがあって当然である。

漢方治療はとにもかくにも「血」である。「諸悪は血だ。病、百のうち百まで血で解決する。血というものを重視せよ」と、中島紀一が力説する所以である。一方、鍼灸治療は「気」である。肉体背後の気の流れ（動き）を整え、かつ質を高めて心身を整える医術である。気を変えて（整えて）、身体を変える（整える）わけである。

本来、東洋医学は、漢方治療と鍼灸治療の両車輪で気血を調整していたが、近年に至って両者はばらばらに分離独立してそれぞれの医療がおこなわれている。漢方医学に精通する医師の多くは鍼灸医学には疎く、鍼灸師は漢方医学に無知である。

第3章

背骨にある数理と経穴（ツボ）

東洋医学、特に古代中国で発展した医学の世界観では、『気血榮衛（きけつえいえ)』と呼ばれるエネルギーが経絡を通って運行することで、身体全体に栄養が行き渡ると考えられている。身体を流れるエネルギーが通過する道である経絡の中継点が経穴である。例えるならば、経絡を気血というエネルギー物質を積んだ車が通る高速道路とするならば、経穴は高速道路に車が乗り入れするインターチェンジとなるであろうか。

経穴（ツボ）を理解するには、**背骨の数理**を理解する必要がある。そのためには、**重力場の身体構造**といった概念が不可欠である。地上に存在するすべては重力場に存在しており、何一つとしてこの重力の束縛からは逃れられない。私たちに最後の最後までつきまとう代物である。この重力の束縛下において、私たち人類は長い時間を費やして二足直立歩行を獲得した。

●二足直立歩行

海から陸へ、さらに四足から二足直立歩行への変化、生物進化史はまさに重力との闘争の歴史である。この闘争史において、人類は重力場で二本の足で立つことによって大脳を著しく発達させることに成功した。しかし、ヒトの象徴であるこの二足直立姿勢はいまだ完成されてはいない。

生物進化の過程で獲得したこの二足直立歩行はコンピューターシステムにたとえるならばハードウエアの機能に過ぎない。**ソフトウエアの機能の開発**が残されている。

通常の多くの人たちの二足直立歩行は未完成である。正しい立ち方ができていない。当然、歩き方、座り方や動きも正しくできていない。とくに現代人はひどい。ソフトウエア機能が未開発である。身体が重力に十分に適応しきれていないので、重力によって引き起こされる腰痛や内臓下垂、足の浮腫みといった症状を訴える人たちが数多くいる。

私たちはあまりに当たり前として人間の象徴である二足直立歩行を捉えてきてはいないだろうか。ただ歩くのと巧みに歩くという両者の差を理解しているであろうか。良い姿勢と悪い姿勢の違いを理解しているであろうか。

私たちには、出生後に重力へ積極的に適応するという作業が残されている。二足直立姿勢のソフトウエア機能の開発である。この**積極的に適応**するという言葉のもつ意味は非常に重要である。

それは、重力を活用するということを意味する。地球上の生物は重力に適応するために多様な形態をしているが、人類のみが重力場で二足直立歩行を獲得したことによって重力に従属するのではなく重力を積極的に活用することに成功した。重力に最も適応した形態は**球形**である。水滴が落下するときに球形になるのはそのためだ。この球形が重力場の身体構造を解明するキーワードとなる。

地上に存在するすべては重力場に存在しており、何一つとしてこの重力の束縛からは逃れられない。私たち人間に最後の最後までつきまとう代物である。この重力の束縛下において、私たち人類は長い歳月を費やして二足直立姿勢を獲得した。重力場において、二足直立歩行は四足歩行にくらべて支持面積の狭小化、重心の上昇等によって極めて不安定である。

何故ゆえに、この不安定極まりない二足直立歩行を私たちの祖先は進化の過程で選択したのであろうか？　また、重力場の不安定は人体にどのような影響を及ぼしたのであろうか？

●不安定の意味するもの

不安定は、物理学的にはエネルギーが大きいと言うことができる。エネルギーとは不安定が安定になろうとする働きに他ならない。不安定であればある程、逆にエネルギーは大きく、**不安定こそエネルギー発生の源**と言える。

不安定というと、多くの人は好まない現象として受け止めているが、その実、その中には新しいものが生まれる可能性を秘めている。不安定は創造の温床と言うことができる。不安定は上手に取り扱えば、これほど進歩、飛躍に役立つものはない。しかもその絶対値は大きければ大きいほど、その可能性は大きくなる。しかし、上手に取り扱わないと、途中で分散させ、進歩、発展には何の役にも立たなくなってしまう。それどころか、その分散現象としてその周囲に破壊現象を撒き散らしてしまう。

不安定にとって、最も重要なポイントはその取り扱い方にある。その昔、私たちの祖先は、二本の脚で立つことによって獲得した不安定を進化の推進力として活用して、大脳を他の動物に類を見ないほどに著しく発達させることに成功した。そのことを説明するのに都合の良いエネルギーをフィードバックさせる方法がある。これは我が学問の師・宮沢秀明先生が得意とする手法であるが、簡単に説明すると次のようになる。

原因が結果をつくり、更にこの結果が次なる新しい原因をつくる。後はこの繰り返しで連鎖反応が生じる。一例を述べると、 二足直立歩行をとることによって、上肢は抗重力的作業から開放される。この上肢の開放が手の精妙な動きを可能にする。手の精妙な動きは大脳発達の原因となる。そして、大脳発達によって更に手の動きが精妙となる。大脳の新皮質の上肢運動ならびに知覚野における手の占める大きさはその裏付けの一つとなるであろう。

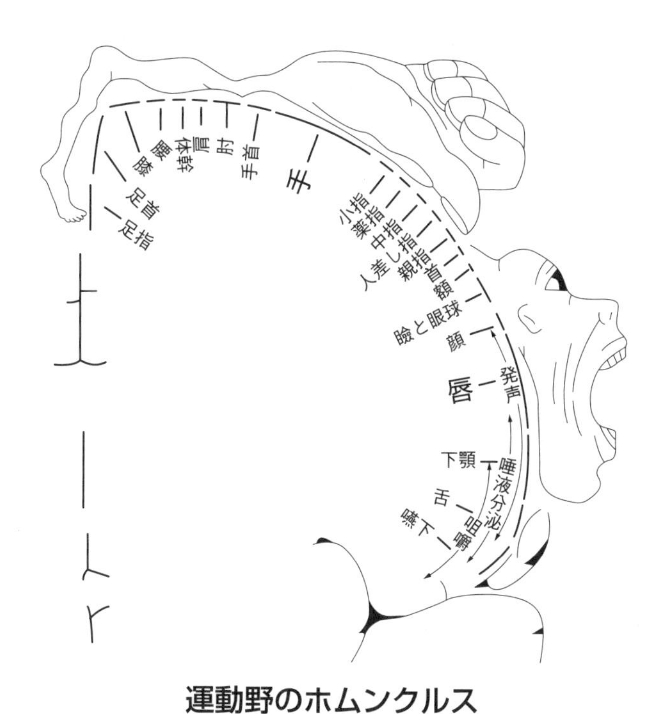

運動野のホムンクルス

生物はまず海で誕生した。時が経つにつれ、生物は徐々に陸上へと進出していった。陸上での生活は、海中にくらべて変化、危険度に富んでおり、その移動様式も迅速かつ精妙さが要求される。そして、人類において四足歩行から二本の足で立つに至った。こうした一連の変化は重力に抵抗し逆らったものである。生物進化史はまさに重力との熾烈な闘争史と言える。

この重力との闘争史において、脊椎動物と昆虫ではその適応の仕方に違いがある。脊椎動物は体を支える抗重力装置としての背骨を体の内側につくった。内側に背骨を有した脊椎動物は背骨の内に神経を容れ、人類において著しく大脳を発達させることに成功した。一方、外側に外骨格という硬い殻を有した昆虫は、頭部、胸部、腹部に神経節をつくることには成功したが大脳を形成するには至らなかった。

重力に対する情報処理の差、背骨の有無が、その後の両者を決定づけた。人類の背骨は大脳の発達に大きく貢献し、進化の推進力となったのである。私たち人類の進化の推進力となったこの背骨の隠された機能を知るためには、どこに着目したらよいのであろうか。

●処女歩行までの道のり

私たち人間はひとり立ちするまでに生後約一年を必要とする。これに対して人間以外の他の動物、たとえばウマなどでは生後２、３時間でもって、親の後を送れずについてまわり、活発に運動するようになる。人間により近い霊長類のゴリラ、チンパンジー、オラウータン等においても、出生時にみな開いた目と、よく発達した感覚器官をもち、誕生第一日から、さまざまな運動をする能力をもっている。

これを人間の赤ん坊と比較してみたら、どうであろうか。新生児にできることといったら、乳房をふくませたとき吸い付くという吸乳反射や、不快なとき泣くという行動ぐらいなものであり、一人で身を支えるなどは、殆ど想像もできない。ウマやチンパンジーにくらべると、人間の新生児はまったく無能で不安定である。

なぜかくも無能で不安定で生まれ落ち、ひとり立ちまでに約１年といった長き時間を必要とするのであろうか。新生児の動きは不完全な未分化運動が主で、局部的な特殊運動はきわめて少なく、特殊運動の相互の関連はまったく見られない。乳児期では、不完全であった全体運動に分化が見られ、特殊運動相互間に密接な力学的関連が生じ、呼応と協調がおこなわれるようになる。

処女歩行に向かっての歴史的な第一歩は、生後３ヶ月頃に起こる首のすわりである。

●首のすわり

重力場で二足起立姿勢を獲得するためには、まず中枢神経を安定させる必要がある。そのためには、頭を高位置に保持しなければならない。首でもって頭を支えられるようになってはじめて頭は高位置を保持できる。それはまた、身体における上下軸の芽生えでもある。身体の上下軸は重力によって引っ張られる鉛直方向にある。

首のすわりは、処女歩行獲得へ向かっての熾烈な重力との闘争史の画期的な最初の出来事である。いったん、鉛直方向のベクトルが定まると処女歩行獲得に向かっての抗重力機能は加速度的に高まる。それは丁度台風の成長によく似ている。

わが国の名物の一つである台風は、できたてのころはその勢力は弱く、一定の進路方向をもたず実に不安定である。しかし、一端、進路方向が定まると、台風はその勢力を次第に増強していく。逆に勢力が大きくなれば、その進路方向は定まりその速度はますます速くなっていく。

●寝返り

生後直後の赤ん坊の大脳には大きな容量（capacity）は与えられているが、大脳自体の機能はいまだ開発されていない。それ故、頭を支えることができずに垂れたままである。この垂れた頭を支える機能が開発されるのに生後およそ3ヶ月を要する。首のすわりである。

首がすわるようになると、次は寝返りがうてるようになる。それまでは仰向けにされた亀のようにただ手足をばたつかせるだけであったのが、仰向けからうつ伏せへ、うつ伏せから仰向けへと体位を自力で変えることができるようになる。

寝返りとは、裏表つまり陰陽の逆転である。陰陽の逆転によって身体にはどのような変化が生じるかというと、母親の胎内で両手で両脚を抱え込むようにして丸めていた背中を反らすようになってくる。ちなみに、無重力の宇宙空間では胎内の胎児のように背中を丸め足を曲げ、両手を自分の顔の前まで持ち上げた姿勢が一番楽とのことである。

うつ伏せになった赤ん坊はやたらと背中をそらして顔を上へと持ち上げようとする。両手を宙に浮かして、また両手で上体を支えながら。この動作によって背筋を強化し、また内臓では呼吸器・肺の力を強化する。

足腰をつくる前に、呼吸器・肺を強化するのである。このことは、呼吸器が強くならなければ足腰は強くなっていかない、呼吸器と腰は密接な関係にあることを意味する。

◇寝返りについての再考

生後５か月前後になると、子供は寝返りをうつようになる。寝返りをうつとは現象的には身体の裏表の逆転であるが、それはまた陰陽の気の逆転でもある。しかし、それだけではなったのだ！　妊娠中の母親の心音を使った心音セラピーによって実に意外なことが判明した。そのキッカケになった一症例を以下に述べる。

生まれてからずっと妊娠中の母親の心音を使った心音セラピーでスクスク育っていた女児が、寝返りをうつ頃（生後５ヶ月過ぎ）から、心音セラピーをおこなった直後に急にグズルようになった。母親にベッタリとくっついて離れない。お風呂などで母親が離れると、「ママー」と大泣きをする。夜寝るときも母親の腕枕で寝たがる。特に、夜になると心理面が非常に不安定になった。

余りに頻繁に続くので妊娠中の心音を止めて、今現在の母親の心音で心音セラピーをおこなってみた。その結果、お風呂などで母親が離れても泣かなくなり、夜も腕枕なしでも問題なく寝てくれるようになった。

生まれてから寝返りをうつまでは、妊娠中の心音で何ら問題なかったのが、寝返りをうてるようになってくると、なぜ急にグズり、心理面が不安定になったのか？　筆者は次のように考えた。

寝返りとは、先天の気（胎内）と後天の気（胎外）の逆転である。

つまり、寝返り前の子供にとっては先天の気（胎内の気）が優位であるが、後天の気が次第に強くなり先天の気より後天の気が優位になって初めて寝返りをうてるようになる。寝返りをうつ前の子供は先天の気が優位に

なっているので、未だ胎内の面影を色濃く残している。時空を超えて、胎内を行き来していると言えば言い過ぎか・・・

●這い這いと背骨の蛇行運動

寝返りがうてるようになると、やがて四つん這いになって這い這いをするようになる。この這い這いは、背骨の動きから捉えると蛇行運動となる。蛇行運動とは円運動に他ならない。背骨一つ一つは玉であり、この円運動によって背骨相互の連動、協調がおこなわれる。それに伴い筋肉も発達してくる。そのなかでも特に腸腰筋と中臀筋、小臀筋の発達が重要になる。

中臀筋と小臀筋が収縮すると、骨盤がその方向へ傾き、反対側の下肢が持ち上がる。体を垂直に保つのになくてはならない筋肉である。中臀筋や小臀筋それに腸腰筋などの発達に伴って乳幼児は四つん這いから立ち上がろうとする。四つん這いから二本の足で立つためには腸骨が水平から鉛直方向へ立ってこなければならない。

直立姿勢における腸骨の鉛直方向の重要性は、私たちはギックリ腰になるとすぐに実感することができる。ギックリ腰になると腸骨を真っ直ぐに立てようとしてもまったくできない。腰が曲がったままでどうすることも出来ないのは腸骨が真っ直ぐに立たないからである。

正しい姿勢は、腸骨がスーッと立ち上がっている。腸骨が立ち上がると、自ずと腰が伸びてくる。感覚的には、腰椎３番が浮いたような感じになってくる。しかしやってみると分かるが、大人になってから腸骨を自然と立ち上がらせることがどれほど難しいか・・・・。

●つかまり立ち

つかまり立ちがうまくなってくると、次第に背骨という体軸の上に頭が乗るようになってくる。鉛直方向の軸芯の形成である。この軸芯の形成によって一気に処女歩行に向かって突き進んでいく。

ここで大事なことは、頭蓋骨が鉛直方向に背骨の上に乗っていること、脊髄を通す穴（大後頭孔）が頭蓋骨の真下に位置していることである。イヌやネコといった四足動物と人間の決定的な骨格の違いである。

◇つかまり立ちについての再考

つかまり立ちとは、重力に抗うことに他ならない。子供は生まれてから四つん這いまでは重力の支配下に置かれているが、この重力に抗って立ち上がろうとする行為はそれまでにないまったく新しい力の芽生えによる。子供にとってはまさに驚天動地の体内革命であり、処女歩行獲得の最後の難関中の難関である。

子供の体内革命の主戦場はいったいどこなのであろうか？　重力に抗う力の源泉は腎臓にある。腎臓の働きが強化されることによって脳と骨が発達してくる。東洋医学において、「腎臓は髄を生じ、脳を充たす」「腎臓はその充は骨にある」と説かれる所以である。

つかまり立ち前後になると、子供の体内では腎臓の働きが強化され骨と脳が発達してくる。そこで、つかまり立ちを始めた生後10か月の女児に、妊娠５か月の母親の心音を使って心音セラピーをおこなった。

その理由は、腎臓は妊娠３か月ころから機能し始め、妊娠５か月ころに完成する。腎臓の機能を強化させるためには、腎臓の機能が完成する妊娠5か月ころの心音が効果的である、と考えたからである。

結果は、素晴らしいの一言に尽きた。女児は一変した。一皮剥けたみたいに肌はツルツル、穏やかな表情になり、一回り大きくなったような感じさえした。母親によく聞いてみると、心音治療した後に大量の汗をかいた。普段は汗をかいても布団が濡れることはなかったが、その日は布団がビチョビチョに濡れるほどたくさんの汗をかいた。翌日には、大量の便が出た。その余りにも劇的な変化に、夫や祖母もビックリしていたとのことである。

●背骨　タマ結び

私たちの祖先は、尻尾を切り捨てることによって重力場で二本の脚で立つことに成功した。他の方法もあったが尻尾を切り捨てることを選択した。そのことによって、仙骨が球状に変化し、大脳を著しく発達させることに成功した。

背骨には脊椎動物の進化の足跡が刻み込まれている。ちなみに、脊椎動物の椎骨の極限数はマンモスの55個の椎骨である。それはロシアの極寒の地より、マンモスの完全化石が発見されたことにより確認されている。ヒトは、頚椎7個、胸椎12個、腰椎5個、仙椎5個、尾骨3～5個である。脊髄神経は31対ある。

背骨一つ一つはタマである。そして、タマ結びされて背骨全体を形成している。背骨は7を節としている。7数を神道では玉座と呼んでいる。

また先人は、頚椎を背骨として捉えなかった。あくまでも首として捉えた。頚椎以外にも左右の手首・足首があり、私たちの身体には合計5つの首があることになる。

しかし、背骨と首の関係を7数理で捉えると、もう一つの首の存在が浮かび上がってくる。つまり、首は6つあることが分かる。武道や舞踊の稽古で「**6つ首の大事**」と教えられていることから、先人たちはこのことを理解していたことを窺い知ることができる。

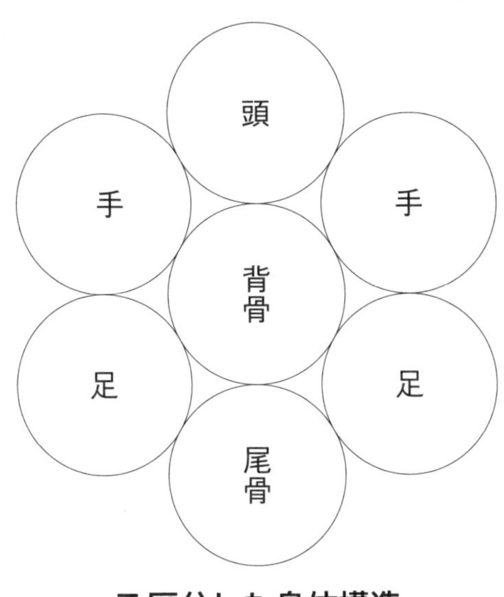

7区分した身体構造

●首の7数理

7の数理のある首には、**生命の核**の原理がある。それ故、生命を賭けるときに首を賭ける。相手の生命を断つときに首を切る、首をとると言う。

　また、ムチ打ち症のひどいのになると人格破壊が起こるのもそのためである。ムチ打ち症を軽く見てはいけない。ムチ打ちをして数年経ってから犯罪者になったり、温厚だった人が急に怒りっぽくなるケースを時折見受けられる。表立って出てこないのは、ただムチ打ち症との因果関係が判らないから見過ごされているだけである。臨床家は、このことを十分に理解してムチ打ち症の患者に接しなければいけない。

　首同様に手首と足首と言う。それはまた、手首や足首にも首と同じ機能があることを示唆するものである。手首と足首は、他の膝関節や股関節、肩関節といった関節とはその趣を大きく異にする。首が７つの椎骨によって構成されているように、手首や足首も７個の骨で構成されている。

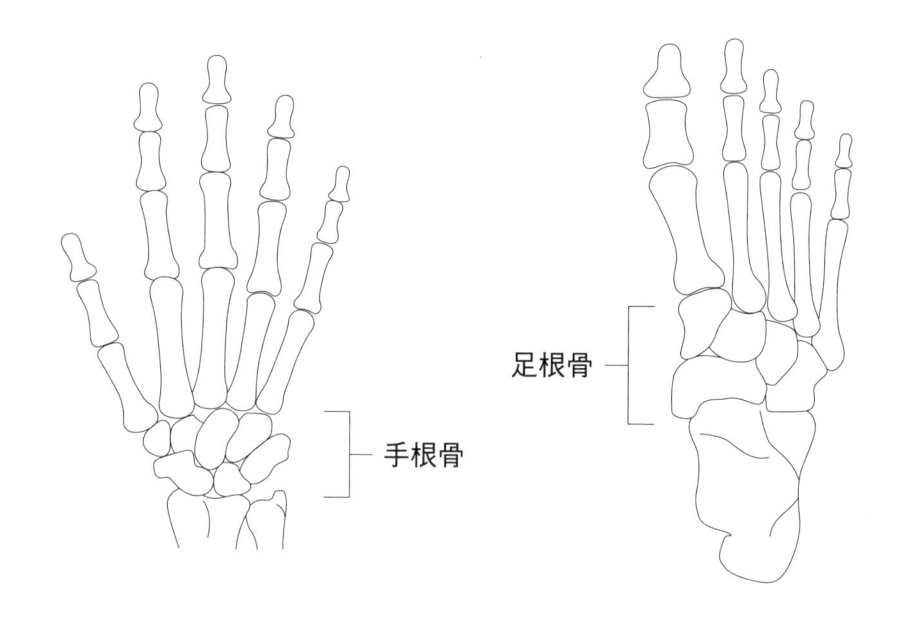

足首を構成する足根骨には踵骨、距骨、舟状骨、立方骨、内側・中間・外側の３個の楔状骨といった具合に確かに７個の骨がある。しかし、問題は手首である。手首は舟状骨、月状骨、三角骨、豆状骨、大菱形骨、小菱形骨、有頭骨、有鈎骨の８の骨があり、７個の骨で構成されていない。この疑問に対して、豆状骨は種子骨であって本来の手根骨ではないという説がある。

頚椎の７椎は、１番から６番までは、各々の働きを持ちつつ、1・６水局して７番で統一される。このあたりを理解できると、首の治療は実に容易となる。たとえば、ムチ打ち症のケースでは、多くは頚椎６番の異常なので１・６水局するように６つのツボをとることは前述した通りである。

また、**「膏肓」**というツボが肩甲骨の際にあるが、このツボの秘密は首の７の数理を理解すると自ずと解けてくる。大変な秘密が隠されている。その秘密とは、５・10土局にある。筆者は、頚椎の治療とともに「膏肓」を使う。「膏肓」を単独で使うことはない。

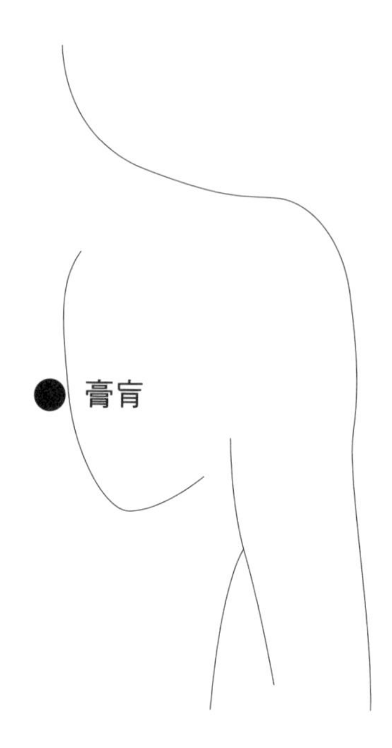

●背骨の７数理と９・７・８操法、７の観音開き

まずは東洋医学の古典を紐解いて、先人たちの背骨についての考え方を考察してみる。先人たちは、首を除いた背骨を21椎で捉えた。胸椎の12椎と腰椎の５椎それに仙椎の４椎の合計である。解剖学的には、仙椎は５椎あるのになぜ４椎にしたのか？　計算を間違ったのだろうか？

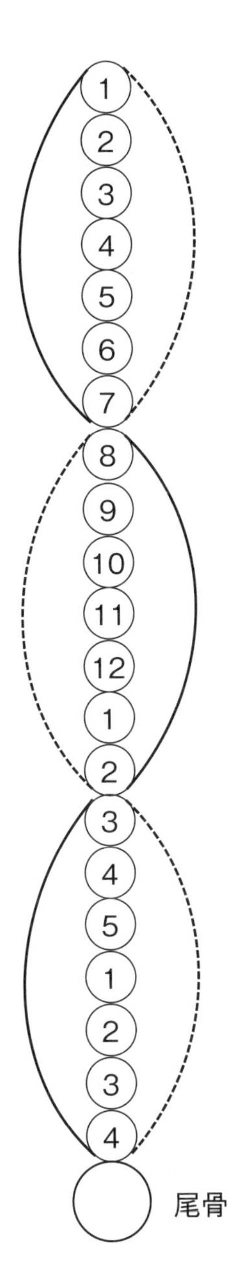
1
2
3
4
5
6
7
8
9
10
11
12
1
2
3
4
5
1
2
3
4
尾骨

否、そこには7の数理がある。7＋7＋7＝21。21椎を二分するとその中点は胸椎11番である。その胸椎11番直下のツボが「脊中」である。7椎に分けると、胸椎7番、腰椎2番、仙椎4番となる。その直下には「至陽」、「命門」、「腰兪」という臨床上のたいへん重要なツボがある。先人たちは首を背骨とは認めていないことが分かる。

野口整体には、胸椎7、8、9、番の一側のショックという高度な技術が要求される操法がある。9・7・8（くなや）操法と呼ばれている。副腎の調整であるが、他にも食べ過ぎによる自家中毒、放射線や農薬、化学薬品（とくにホルモン剤）、ダイオキシンのような公害物質などによる中毒、自家用ホルモンによる中毒（更年期の女性によく見受けられる甲状腺機能低下）などの症状に対しておこなわれる整体独自の操法である。

9・7・8操法は、背骨を7椎に区分けする原理に基づいている。即ち、背骨は7椎で左右に交流している。胸椎7番が左であれば胸椎8番と胸椎9番は右側となる。一方、胸椎7番が右側であれば胸椎8番と胸椎9番は逆の左側となる。実際のやり方は、前述したのでここでは省略する。

また、胸椎1番から胸椎7番の7椎間の左右に肩甲骨がある。この7椎間には、「**7の観音開き**」というたいへん重要かつ極秘な数理が隠されている。「7の観音開き」は、肩甲骨の開閉する原理でもある。

「7の観音開き」の原理とは、7つの玉が上下の2つが基点となって、その間の5つの玉が左右に開く原理である。合計12ある球は、12脳神経に対応している。この原理を応用することによって迷走神経の調整が可能となるが、その詳細については後述する。

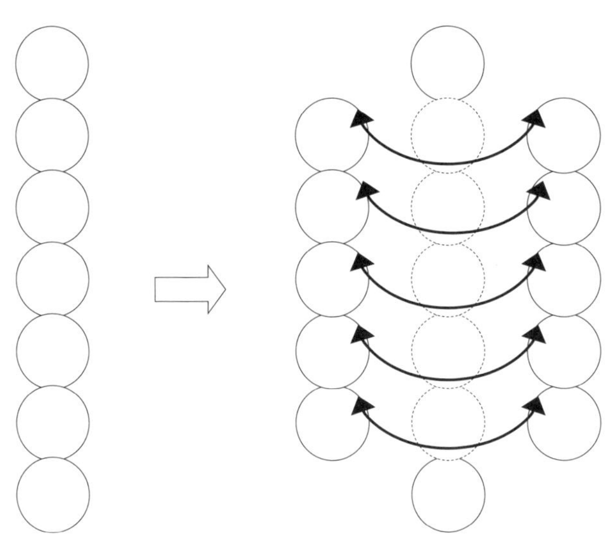

7の観音開き

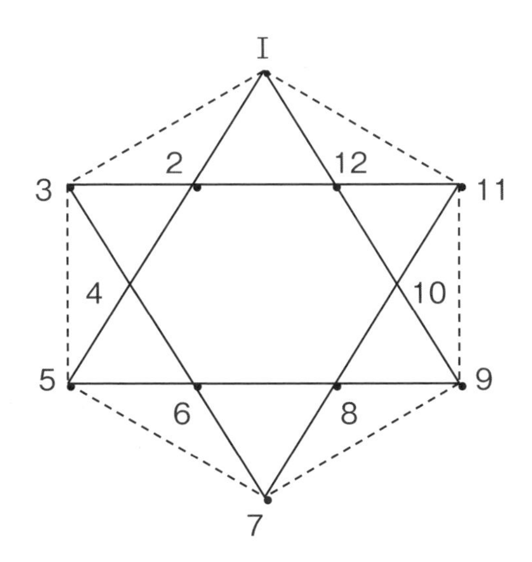

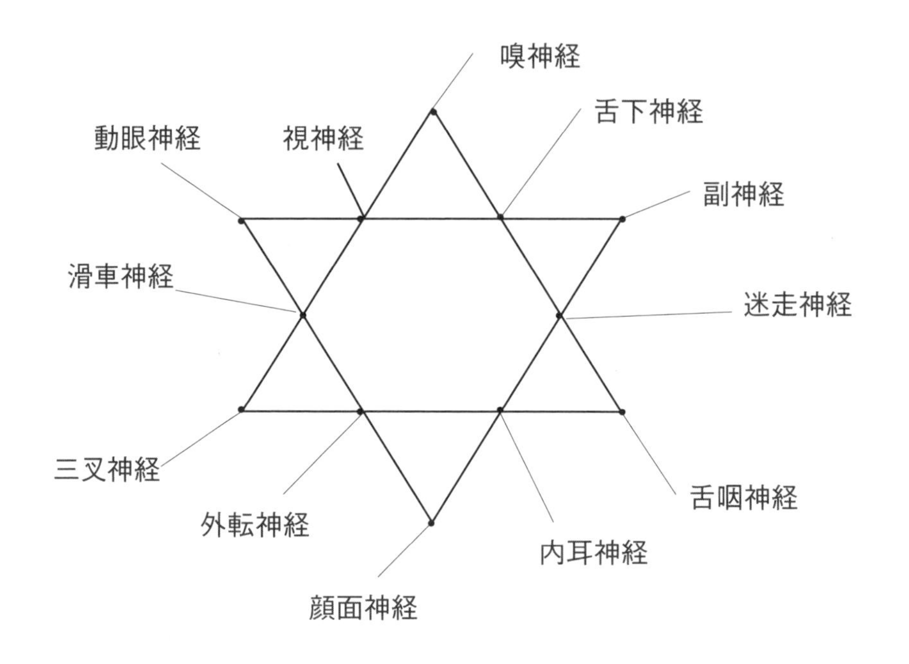

●19 タマ結び

背骨一つ一つはタマである。そして、タマ結びされて背骨全体を形成している。先に述べたように、背骨は7を節としている。その節目となるのが、胸椎7番、腰椎2番、仙椎4番である。

それ故、背骨とツボは連動しており、両者は同じ気の原理で成り立っている。鍼灸治療においてツボを効かせるためには、治療効果を高めるためには、背骨の数理を理解することが非常に大事になってくる。

例えば、背骨の一側である。野口整体における一側は、椎骨のすぐの際、指一本分の領域を言う。ここには実に細かい線が何本も並んでいる。性の動きや頭の動きに応じて変化する処である。

心の中に何らかの滞りが生じると、一側には硬直が生じる。また性に滞りが生じても、それに応じた変化をする。ここを治療で弛めると、気分が急に変わったりする。一側が弛むと、心の痞えがスラスラ流れていく。それは、眠りが深くなって、心の凝固が、その眠りによって次第に融けてゆくからである。

一側の硬直は上から来ている場合と、下から来ている場合がある。つまり、頭の緊張の影響によるものか、性のつかえなのか。上からのものは大脳に直結するもので、上から降りてきて椎骨の一側でつかえる。下からのものは、性欲が仙骨から頭へ向かって上昇するもので、下から上がっていって一側でつかえる。

一側には、19 の極微の線がある。それに、上下の 2 方向がある。数霊理論の順逆する 19 タマ結びである。19 タマ結びは、1 から 9 と中心に回帰する 10 の理論である。伊勢神宮内宮の鰹魚木の 10 本、外宮の 9 本、19 年式年遷宮など。仙骨から上昇し、後頭部から下降するのは、順逆の理である。仙骨から上がっていくルートと、後頭部から下がってくるルートには 19 本の微細な線がある。内側の 9 本と外側の 9 本は中心の 10 に回帰し、順逆になっている。

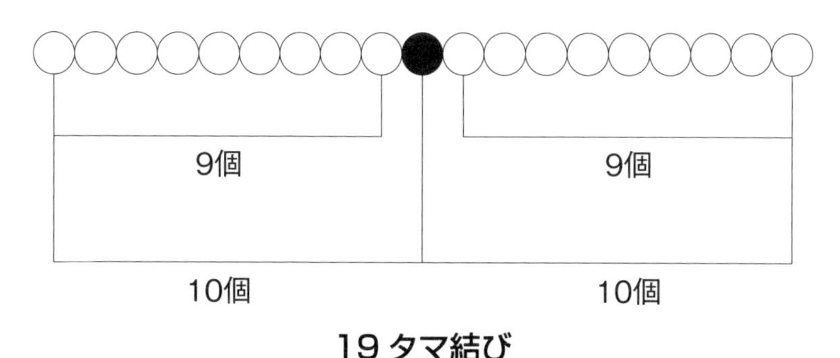

19 タマ結び

●胸椎11番（脊中）は背骨の中心

背骨には7の数理以外にも、背骨21椎の上端を頸椎7番（大椎）、下端が尾骨（長強）とすると、背骨21椎の中心は胸椎11番（脊中）であることが分かる。背骨の中心だから、「背中」という名が付けられたのだろう。その上下には、背骨が10椎ずつある。

胸椎11番は女性にとっては**卵巣**の機能と関連する。女性が女性らしくなり、また子育てに不安を抱え、子育ての覚悟のない母親にこのツボを使うと意外と子育てがスムーズにいくようになる。母性と密接な関連性があり、また更年期治療の急処でもある。男性にとっては、**精巣**の機能と関連し男を男らしくしている。

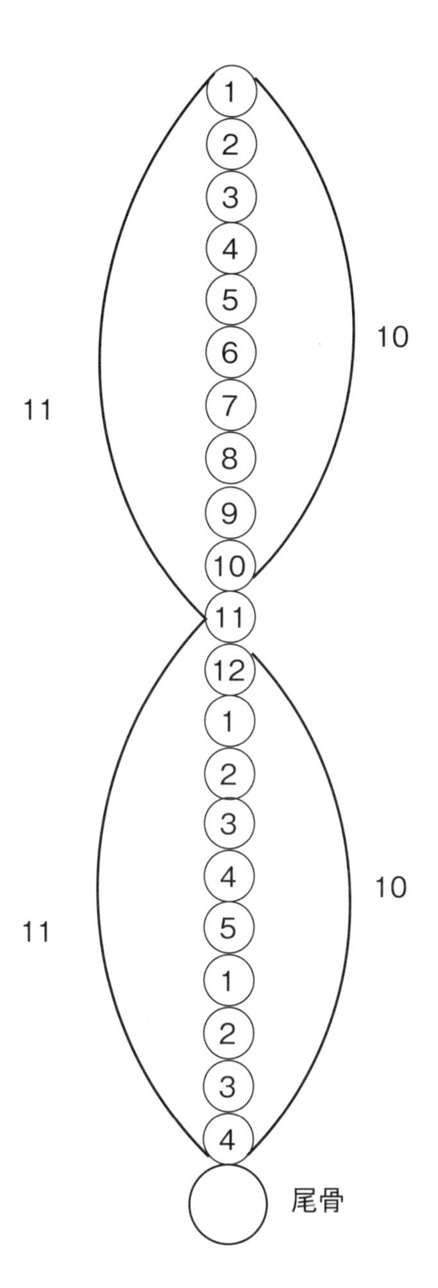
1
2
3
4
5
10
6
11
7
8
9
10
11
12
1
2
3
4
10
11
5
1
2
3
4
尾骨

更に、背骨21椎を数霊理論で考察してみると、交感神経と副交感神経の関係性が浮かび上がってくる。

交感神経は、1から10、10から1で順逆に交流し、5・6で絡む。

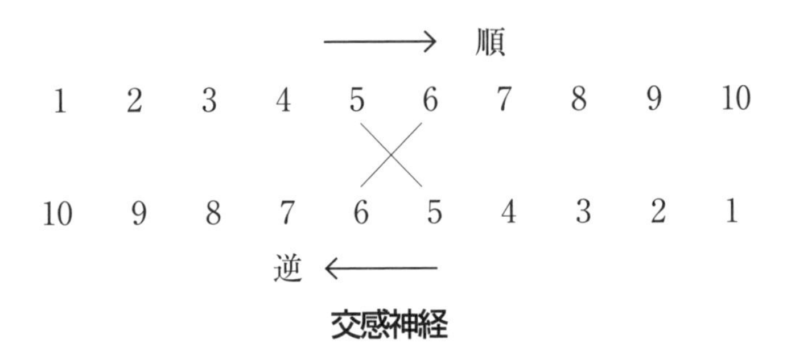

副交感神経は1から11、11から1の順逆に交流し、6・6で順逆に交流する。

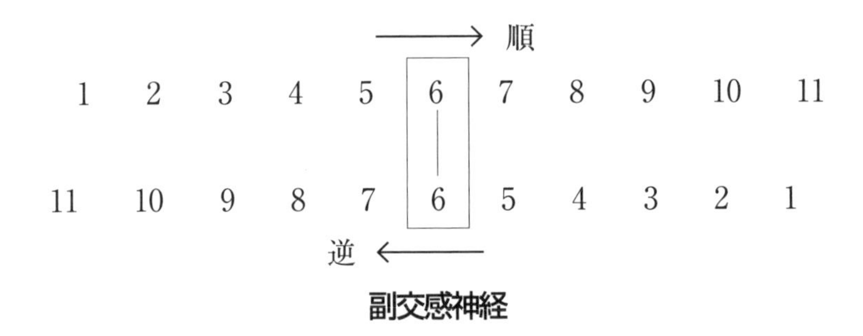

交感神経の1から10、副交感神経の1から11の順逆の交流を縦にすると、背骨21椎とその中心にある胸椎11の関係になる。つまり、交感神経は胸椎11番を除いた上下10椎、副交感神経は胸椎11番を含めて上下

11椎となる。

医学書では、交感神経はアクセル、迷走神経（副交感神経）はブレーキと説明されているが、この説明だけでは不十分である。特に、迷走神経のメカニズムをうまく説明できていない。迷走神経は交感神経の興奮に対する単なるブレーキ役だけではない。迷走神経には**沈む深さ**がある。その深みによって、迷走神経は下部の仙髄から出ている副交感神経と繋がっていると考えられる。

●仙骨の球状変化

ウマ、チンパンジー、ゴリラなどの仙骨は平板状で滑らかな球状ではないが、人間のみが滑らかな球状になっている。この仙骨の違いは何を意味するのであろうか？

仙骨の球状変化によって、人間は重力を積極的に活用することが可能になった。人体の骨格系において、重力に最も適応したのは仙骨と言えるであろう。

その結果、重力場での不安定は不安定であればあるほど好都合な条件となった。

二足直立姿勢という不安定の中に、より高度な動力学的安定構造を手に入れる可能性をもった。

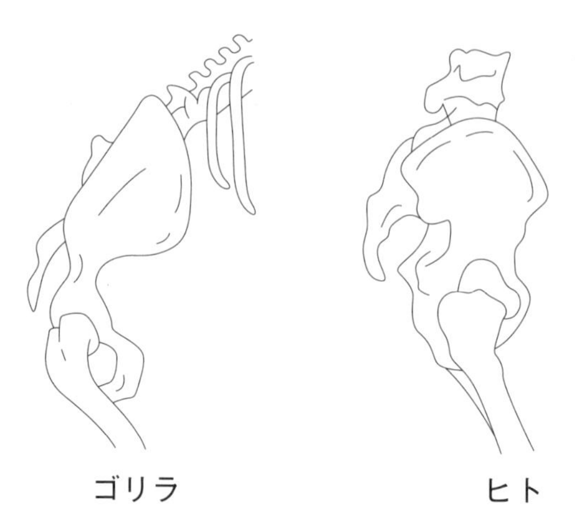

仙骨の球状構造

◇仙腸関節

仙腸関節は関節の中でも最も高度な適合性をもった優れた関節であり、神が創った最高傑作の一つである。しかしまた同時に、ここから身体の異常が始まると言っても決して過言ではない。身体能力を開発するためには避けては絶対に通れない非常に大事な関節である。

仙骨にかかる上体荷重は、仙腸関節を経由して左右の腸骨へ伝わる。そして股関節を経て最期は足裏へと伝わる。地面からの抗力は足裏から股関節を経由して腸骨へ伝わる。そして、上体の重さと地面からの抗力は仙腸関節でぶつかる。このぶつかる力で仙腸関節は固定され、安定する。

仙腸関節はごくわずかであるが間違いなく動いている。決して固定された不動の関節ではない。ボルトとナットの関係になっており、歩行時にネジがゆるんだり、締まったりしている。その時の仙骨の動きは、8の字を描いている。

仙腸関節の異常として、ネジがゆるんで仙骨と腸骨の離開した状態と、締まりすぎて仙骨と腸骨がくっつき過ぎた状態がある。正常な仙腸関節は動きとともに常にネジが弛んだり、締まったりしている。離開やくっつき過ぎが固定化したのは異常である。異常になると、左右の腸骨と仙骨が一体化し、まるでひとつの骨のように硬くなってしまう。仙腸関節が固まると、背骨が本来の自由な動きが損なわれその弊害は全身に波及されていく。

仙腸関節を気の原理で説くと、仙骨は火、腸骨には水の作用がある。水と火が合体（水火合一）した関節、それが仙腸関節である。

◇仙骨と尾骨

仙骨を論じる場合、尾骨をも同時に論じる必要がある。なぜなら、進化の過程において仙骨が尾骨の機能をも内蔵したからである。シッポは使わなくなったから退化したのではなく、邪魔になったから消失したのである。シッポがあると仙骨は球状に変化できなかった。シッポが消失したからこそ仙骨は球状に変化することができた。そして、球状に変化した仙骨が同時にシッポの機能をも内蔵したのである。

仙骨を高性能なＩＣチップ内蔵のコンピューターとすると尾骨は手動である。人間には名残として尾骨が３～５個あるが、それは仙骨に何かトラブルが発生した場合急場しのぎの手動としての尾骨が残されたと考えられる。

それ故、尾骨には背骨のバランサーとしての機能がある。ギックリ腰などは尾骨の治療をするとよく治るのはそのためである。

四足動物のイヌなどは、相手に降参すると性器を隠すように尻尾を丸める。手下をたくさん連れている時は、尻尾を水平にピンと張って悠然と歩いている。機嫌がよい時は、高くクルリと巻いている。このようにイヌの尻尾は単なる付属品ではなく、感情と深く関わっている。また、尻尾を切られると途端に繁殖能力が衰えてしまう。

◇骨盤という海に浮いた船、それが仙骨

骨盤を海に例えると、その海に浮いているのが仙骨である。そして、舵が尾骨となる。さらに詳細に言うなら船体が仙骨、マストは背骨となる。骨盤は海、生命の海である。この感覚は女性の方が男性よりは理解しやすいであろう。女性の骨盤は身体の要である。

海上を航海する船に例えてみる。海上は穏かな凪の時もあれば、暴風雨が吹き荒れる嵐の時もある。凪の時の航海はいたって快調であるが、いったん暴風雨が吹き荒れると状況は一変する。高波で船は大きく揺れ、強い風や船体にぶつかる波の衝撃で船体は傷み、最悪の場合は沈没する。傷んだ船体はドッグの中で丹念に修理しなければならないが、航海中はそうはいかない。そこで急場しのぎの手動の予備のエンジンが必要となる。人体ではこの手動エンジンが尾骨である。

ハイテク技術が満載された仙骨の治療は非常に難しい。その昔、仙骨に病変が及んだら不治の病とされたのはそのためである。晩年、野口晴哉は高弟から質問を受けた。「治療の最期の一点はどこでしょうか？　」この質問に対して、「仙骨」と答えたと伝え聞く。

なぜ、仙骨治療は難しいのか？　その理由は、**5・10**土局にある。**5**・

10土局を解明するには、5・5・5と一霊四魂との関係、更には中心に隠れた核（芯）を理解する必要がある。骨盤調整において、左骨盤は締め、右骨盤は上げる因もまた仙骨にある。

●骨盤

女性にとって、骨盤は心身の要である。うつ病であろうが、生理痛や生理不順、喘息、腰痛、肩こりといったすべての女性の病気は、骨盤を整えると自然と消えてなくなってしまう。骨盤調整は女性の治療には不可欠である。骨盤調整なくしては女性の治療は出来ないと言っても決して過言ではない。

なぜ、女性にとって骨盤がそれ程に重要なのであろうか？　骨盤とはいかなる構造と機能をもっているのであろうか？

まず、解剖学的構造から考えてみることにする。骨盤は腸骨・坐骨・恥骨の三つの骨（寛骨）から成り立っている。これら三つの骨（寛骨）が左右にあり、体の前面は恥骨結合、後面は仙腸関節で仙骨と連結されている。左右寛骨と前方の恥骨結合、後方の仙腸関節は歩行時に連動して動いている。この動きは気の原理で言えば1・6水局となる。また、左右の寛骨と尾骨も1・6水局している。1・6水局は水の動く原理であり、女性にとって骨盤は生命が誕生した海そのものであると言っても決して過言ではない。

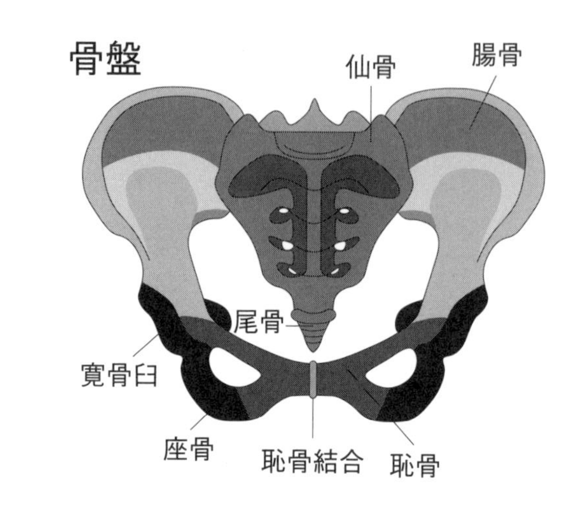

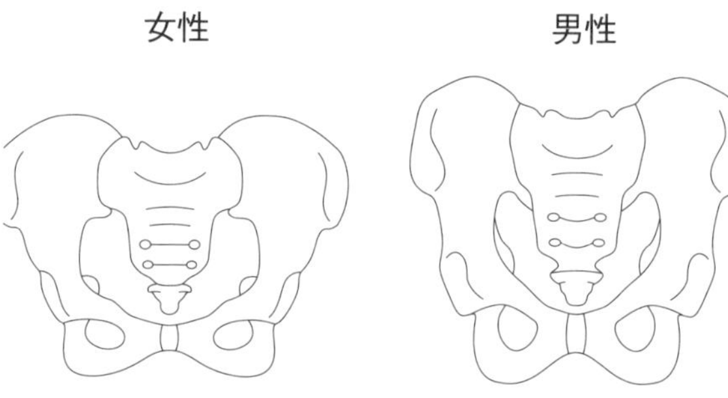

出産を楽にするため
浅く幅が広くできている

全体として女性より大きく
丈夫にできている

骨盤

とりわけ、女性の骨盤を重要視する理由は、子宮や卵巣といった生殖器を骨盤腔に内蔵することにある。それ故、生殖器の機能が骨盤の動きに大きく影響されるのである。一方、男性の生殖器は骨盤の外に飛び出しているから女性に比べて骨盤による心身の影響は少ない。

女性の身体は、生殖器の状態が他の内臓や神経、ホルモン、あるいは心理に直接かかわっている。そして、その生殖器が骨盤の中にあるため、骨盤の動きがそのまま内臓や神経、心に影響を与えてしまうわけである。

●骨盤から捉えた月経

本来、月経は４日間で終わるメカニズムになっている。月経前に骨盤はどんどん閉ってきて、始まるとポッと開いて、２日目に最大に開き出血量が増え、３日目にちょっと下がる。それで排泄を完了して４日目にスーッと閉じてくる。

月経時の骨盤状態というものは注意を要し、開いているものは経過が長い。正常な場合には４～５日であるが、４日を中心にして３日なら短い、５日なら長い、それを２日で終われば月経の量が少ない、６日で終われば、その月経になる能力というか、生殖能力自体が弱っている。長いから多いかというと、そうではない。４日を標準に考えたら一番間違いが少ない。

月経の排泄をきちんとすれば身も心もキレイになる。

多くの女性は、月経の初日を基点にして月経の周期を捉えているが、正しくは排卵日である。排卵日を基点にすると、月経は祭りの後の大掃除であることが身をもって体感することができる。この基点の捉え方の相違が女性の心身に多大な影響を及ぼす。

つまり、基点を月経の初日にすると、また月経がはじまった。憂鬱だなあ・・・と思ってしまう。しかし、排卵日を基点にすると、祭りの後の大掃除と思えて月経がたいへん楽になる。

排卵は、月に一度のお腹の中でおこなわれる祭りである。天から舞い降りてくる天女（卵子）をフンドシ一丁の裸若衆たち（精子）が今か今かと空を見上げながら待ち受けている。舞い降りてきた天女を神輿の中に入れて、その神輿を担ぎ、裸若衆たちは所狭しに町中を踊りまくる。

女性には、月に一度、自分が主役のお祭りが催されるのだ！お祭りを盛大に楽しくするか否かは、主役の女性の双肩にかかっている。憂鬱な顔をした天女では祭りは盛り上がらない。とびっきりの笑顔で、明るく、天真爛漫な天女だと、祭りは盛大に盛り上がる。

医学的には、月経は排卵の後始末としてあるもの。つまり赤ちゃんができたときに、新鮮できれいな部屋に住めるように、月に一度子宮を大掃除するわけである。しかし、このような頭の解釈では月経に対して良いイメージを持ちにくい。月経は文学的に壮大な宇宙ドラマとして捉えた方が女性には実感しやすい、しかもロマンと夢を月経に対して持てるようになる。月経は祭り後の大掃除であることが実感でき、少しも苦にならなくなる。

女性は月に一度の月経を正せばだいたいの病気は片が付く。たかが月経痛、月経不順などと思ってないがしろにしてはいけない。排泄が不完全な月経を繰り返していると、子宮筋腫や卵巣のう腫、腎臓などの臓器の異常だけでなく、肥満や冷え性、手足のしびれ、腰痛、神経痛、情緒不安定、耳や鼻の異常などの原因となる。

毎月、それも何十年も続く月経できちんと排泄ができている人とそうでない人の差は、ものすごく大きい。きちんと排泄ができる月経を繰り返せるようになるだけで、多くの心身の問題は解決される。

骨盤を中心にして男女の身体を捉えると、女性は弛ませ、男性は緊張させることにある。つまり、女性と男性では治療がまったく異なる。その違いは男女の性によく現れている。男性の性は緊張である。その象徴は固く勃起した男根である。一方、女性の性は弛緩である。その象徴が性的に興奮すると膣が濡れ、股を開いて男根を受け入れる姿にある。

治療においては、男性は力をつけることに尽きる。最終的には、腰を強化することである。一方、女性はとにもかくにも弛めることである。弛めて、弛めて、弛めていけばいつしか力が張ってくる。充実してくる。艶のあるしなやかな身体になる。

●骨盤を核とした女性のための審美医療

男女は異質である。或る女流作家は、男女の違いはコーヒーとそれを入れるコーヒーカップほど違う。コーヒーと紅茶の違い程度ではない、といみじくも述べている。東洋医学的な表現をすれば、女性は水、男性は火の質となる。水は育み、火は創る働きをもつ。今まで現代医療はこの性差を長年にわたって無視してきたが、最近になってその違いに気付いたようだ。

たとえば、心筋梗塞は表面にある大きな血管である冠動脈の閉塞が原因として考えられてきたが、女性の場合は男性とは異なり冠動脈よりも心臓の深部の微小血管に問題があることが判明した。また、脳における男女差では、海馬は女性の方が男性より、扁桃体は逆に男性の方が女性よりも感受性が強い。自閉症は男性、うつ病やアルツハイマー病は女性の方が多くなるのはそのためである。

今からおよそ20年前に、女性の病気は美しくなれば消えるという予感めいたものを感じた。以来、女性の病気治療目的に女性を美しくする様々な治療法を試み、外側から美しくする手段としてクリニック内にエステ部門を導入したこともあった。そして、内側から美しくするためには、骨盤の動きを良くすることが不可欠であることが次第に判明し、女性の美しさは骨盤に裏打ちされ、保証されていると考えるに至った。

女性なら誰でも一度は経験あるかと思うが、朝の化粧のりが良いだけでその日一日がルンルン気分で、調子良いということを。それほどに女性にとっては、美しさはその心身に多大な影響を及ぼすのである。

女性を美しくする業種は何もファッションとか美容、エステなどに限らず医療も介入できる領域である。否、女性専門医療としてはその根幹に位置すべき聖なる領域であると筆者は考える。

なぜなら、**女性は美しくなれば病気は自然と消えてなくなる**からである。女性は美に対してたいへん貪欲で、どこまでも積極的である。この貪欲なまでの積極性を医療に応用しない手はない。審美医療こそ、女性だけの、女性専用の医療となり得る資格をもつ。

しかし、ただ外見だけの美しさの追求ではその任を果たすことはできない。内側から滲み出てくる美しさを提供できてこそ、初めてその資格をもつと言えるであろう。その根幹に位置するのが骨盤調整である。骨盤を核にした女性のため、女性専用の医療があって然るべきだ。

◇骨盤調整

骨盤調整は基本的には生理直後におこなう。その理由は、生理直後だと骨盤がより動き易いからである。原理は１・６水局にある。具体的には、まず左の骨盤を整える。しかる後に、逆の右の骨盤を整える。当然、骨盤の整え方は右と左で違う。左の骨盤は締め、右の骨盤は上げる。「ひだり」の語源は、「ひたり」つまり「ひ足り」または「火垂り」である。一方、「みぎ」の語源は「みぎり」つまり「身切り」である。右は切って捨てるという意味合いがある。

女性の生殖器である子宮や膣が二つある人がたまにいる。そもそも、母親のお腹にいる胎児の胎生初期のころには子宮や膣は左右二つある。本来は左右にあったのが、成長とともに右側が切り捨てられて一つになるのだ。その切り捨てがたまにうまくいかない場合があり、それが二つの子宮や膣となるわけである。

左優位性は鍼灸治療においても見かけられる。たとえば、子宮後屈の治療としてお腹の「中脘」と手首にある「陽池」というツボを取穴するが、「陽池」は左側のみを取穴する。

排尿時の左右の足の使い方の違いを研究した人がいる。男子が立ったままで排尿する際に、左足は常にぴったりと地面に密着しているが、右足は放尿に伴って少しずつ踵が上がっていき、放尿終了直前には、踵からほぼ三分の一が離れていた。試しに踵を両足とも上げてみると、放尿できない。片足を完全に上げてしまっても、放尿は困難である。女性の場合はしゃがんだ姿勢で測定した結果、やはり、放尿とともに左足にかかる圧力が高まり、一方、右足の踵は上がっていく。また、左右の足裏の面積を比べてみると、左が大きい。この傾向は老若男女を問わないとのことだ。

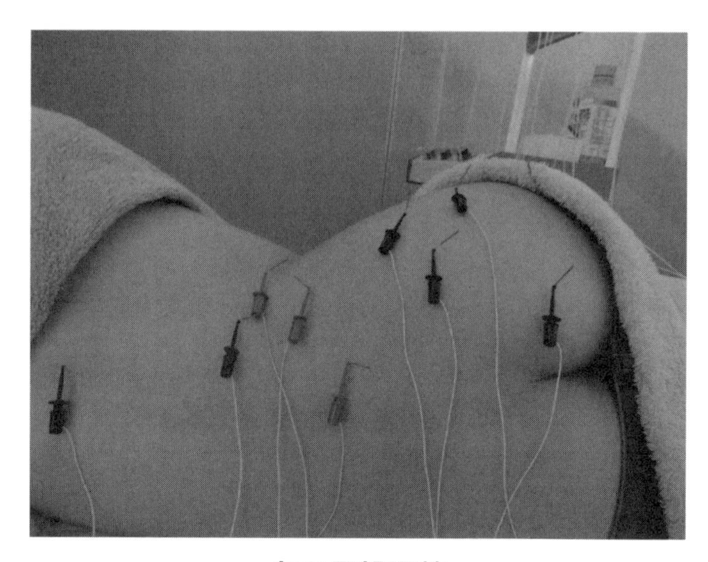

右の骨盤調整

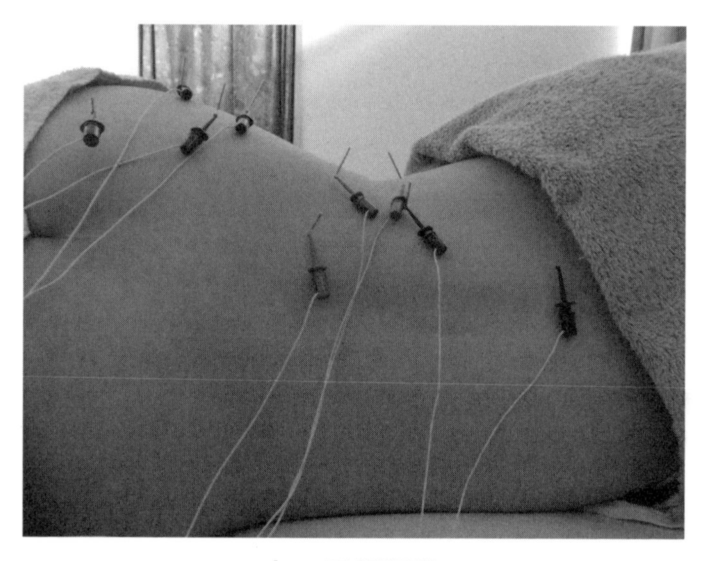

左の骨盤調整

骨盤治療においても左側の骨盤の優位性がある。右の骨盤は、左の骨盤の影響で変動する。食べすぎ、冷え、部分疲労などの影響をまず被るのは左の骨盤で、左の骨盤が開く。そして、それに連動して右の骨盤が下がる。

整体歴40年の二宮進によると、整った骨盤は、左が締まり、右が挙がった状態になっている。この状態のとき、自律神経が活性化し、健康的な状態である。ちなみに、左の骨盤には交感神経の状況が反映され、左の骨盤を調整することによって交感神経を調整することが出来る。右の骨盤には副交感神経の状況が反映され、右の骨盤を調整することによって副交感神経を調整することが出来る。左右の骨盤の働きの違いについて以下のように述べている。

左の骨盤：交感神経、循環器、生殖器・泌尿器、大脳、動脈、排泄
右の骨盤：副交感神経、消化器、呼吸器、副腎、静脈、吸収

女性は骨盤が整ってくると、ホルモンのバランスが整い、肌がキレイになってくる。自律神経が整い、心理面が安定し、睡眠も深くなってくる。また、ウエストがくびれてきてスタイルが良くなる。これまでの最高は、生理後の骨盤調整一回でウエストラインが5センチも縮んだ人がいる。月経が整い、出血期間は4日前後になり、月経不順や月経痛も改善される。

◇美容鍼

女性専用の審美医療として、筆者が骨盤調整の次に重要視しているのが**美容鍼**である。なぜなら、顔の肌は単なる皮膚ではなく腸と密接な関係に

あるからである。発生学的には、顔の表情筋は魚のエラの部分が肩代わりしたものである。しかも、魚のエラは鰓腸と呼ばれておりれっきとした腸の一部分である。だから、昔の人は「肌はお腹の健康状態を映し出す鏡」と言ったのである。

多くの女性が知らないことだが、**女性の表情筋と心の関係**がある。現代の多くの女性の表情筋はたいへん強張っている。仕事で緊張を強いられ、無理な笑顔をつくらざるを得ない状況にその身を置いているということだろう。

顔の表情筋が強張ると、心の中に暗い影を落とす。気分が何となくスッキリしない、何となくドンヨリする。何もする気になれない・・・とにもかくにも、表情が暗くなってくる。人前では明るく元気に振舞っても、部屋の中で一人になると途端に憂鬱になり、ため息ばかりが出る・・・。

そんな女性に、美容鍼はおススメ。美容鍼後に、目元がスッキリ、気分が明るくなり、そしてよく眠れる。しかも、お肌はツルツルピカピカに。

◇感情の自家中毒

日々の臨床の場でよく見受けられるのが、女性の**感情の自家中毒**である。肩こりを始め、不眠症、頭痛、生理痛、疲れやすい、不安感などの不定愁訴の背景に、感情の自家中毒があるなど患者本人は知る由もない。それは、医師や治療家とて同様である。感情の自家中毒の治療ができる医師や治療家が果たしてどれほどいるであろうか・・・？

悲しみの感情を押し殺していると、胸椎４番の左側に変動が起こる。更に我慢を続けると、胸椎９番の右側に変動が起こってくる。野口整体では、このような身体的特徴を中毒の身体と呼んでいる。

自分の**感情で中毒状態**になっているわけである。中毒というのは、自分が毒に当たっているというのが感じられる間は回復していくが、毒に当たっているという実感がない状態を整体では中毒と呼んでいる。

感情の中毒の治療ができるようになって、筆者の女性の不定愁訴の治療成績が一気に跳ね上がった。治療中に、心の奥底に押し殺していた悲しみの感情が表に向かって一気に噴き出して、突然、泣きじゃくる女性が過去に何人かいる。それ程に、現代の女性は感情をそのままストレートに表現するのが難しい環境にその身を置いているということだろう。

女性は、背中だけではなく、首にもよく感情のシコリをつくる。怒りの感情を押し殺している、処理できないほどの悲しみを背負っている女性は案外と多い。

一方、男性の場合は、よく右の首（頸椎２番）にシコリを認める。その多くは、過剰な頭の緊張である。首のシコリをとると、浅かった睡眠が深く熟睡でき、身体がスッキリと軽くなってくる。

●股関節と正三角形四面体

股関節は、寛骨臼と大腿骨頭との間でつくられる臼状関節である。関節頭はその関節面が球の約２／３で、深い関節窩にはまりこんでいる。股関節の機能を知るうえで大事な解剖学的な特徴として、次の三つをあげることができる。

① 大腿骨頭と寛骨の臼蓋の二つの球構造。

② 寛骨臼は腸骨、坐骨、恥骨の三つの骨で形成されていること。
③ 大転子、小転子に着いている筋肉群。大腰筋・小腰骨・腸骨筋、大殿筋・中殿筋・小殿筋、上双子筋・下双子筋・内閉鎖筋それに梨状筋。

腸骨、坐骨、恥骨の三つの骨で形成される寛骨臼の解剖学的特徴から、股関節にも骨盤同様に1・6水局という水の原理があることが分かる。また、大転子と小転子に付着する筋肉郡から正三角形四面体の形象的構造が観えてくる。

大腿骨の大転子と小転子に付着している筋肉に着目してみる。大転子には大殿筋、中殿筋、小殿筋、上双子筋、下双子筋、内閉鎖筋それに梨状筋の合計7つの筋肉が付着している。小転子には腸骨筋、大腰筋、小腰筋が付着している。いわゆる腸腰筋である。

大転子に付着する筋肉群を3つのグループに分類してみる。大殿筋・中殿筋・小殿筋グループ、上双子筋・下双子筋・内閉鎖筋グループ、それに梨状筋。梨状筋のみが一束になっているには訳がある。水火合一にその秘密がある。これに、小転子に付着する腸骨筋・大腰筋・小腰筋グループ。これらの4つのグループの関係を正三角形四面体でまとめてみる。

四面体の底面にある正三角形の3つの頂点に、大殿筋・中殿筋・小殿筋グループ、上双子筋・下双子筋・内閉鎖筋グループ、それに梨状筋をそれぞれ当てる。上位にある残りの1つの頂点が腸骨筋、大腰筋、小腰筋いわゆる腸腰筋となる。腸腰筋が他の筋肉群より高位にあり、他の筋肉群を統括する立場にあることが分かる。達人の筋肉と言われる所以である。

ちなみに、腸腰筋の各部の起始には破格がよく見られる。また小腰筋が欠けることがよくある。小腰筋の欠ける率は、日本人 56%、白人 57%、黒人 52%、人種差は認められないが、概して女性に多い。これは、**腸腰筋は進化しやすいが同時に退化も起しやすい**という特徴をもつからと推測される。

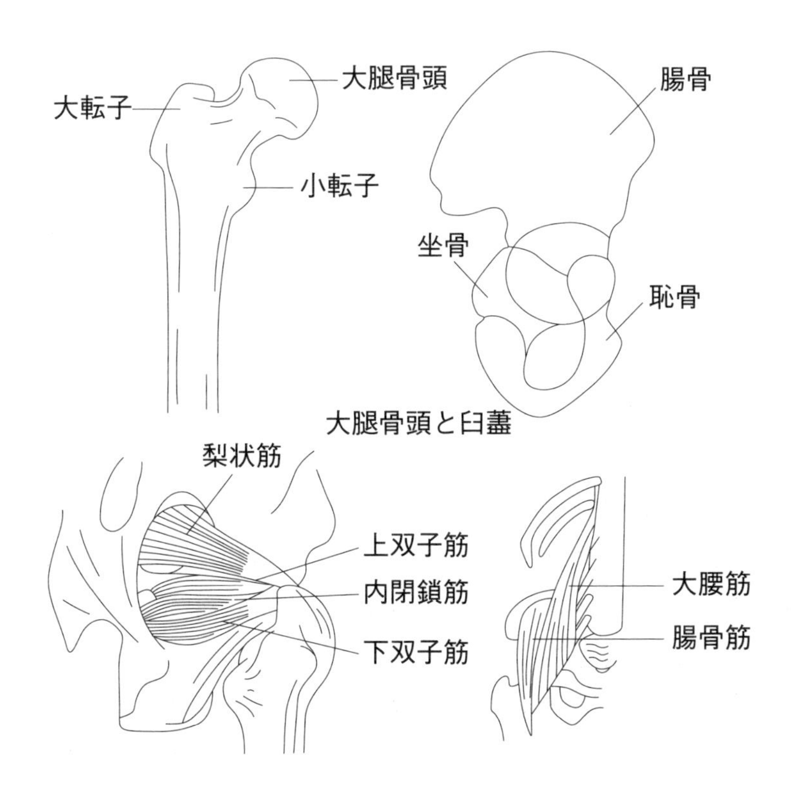

大腿骨頭と臼蓋

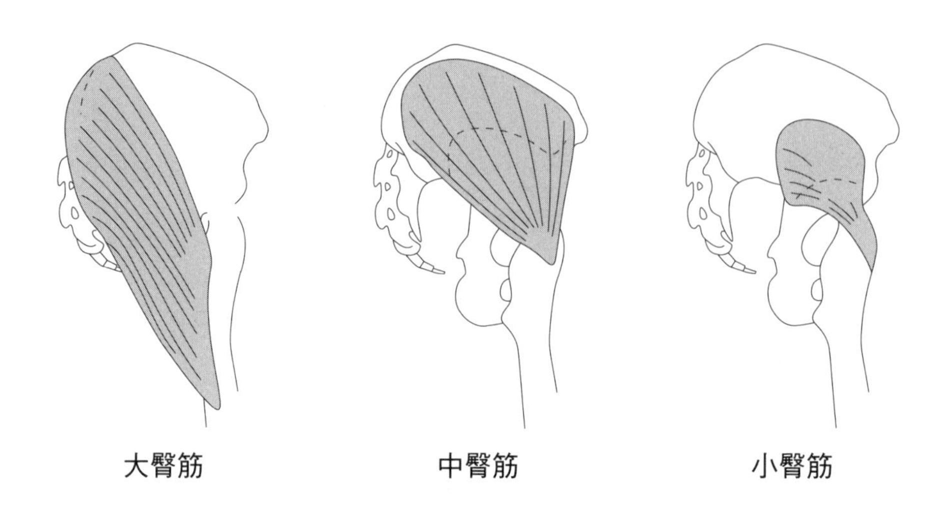

しかし、大転子と小転子に付着している筋肉群のなかで大殿筋は大転子に付着していない。また、梨状筋についての説明も説得力に乏しい。正三角形四面体の形象的構造は無理なこじつけではないのか、という疑問が当然湧いてくる。

大殿筋が大転子から離れて大腿骨の骨幹部に付着したのは、その大きさと重さにある。余り大きく重たいが故に大転子だけでは支えきれなかったと考えられる。人体においてこのような矛盾はときおり見受けられる。例えば、先に述べた手根骨や肺など。

大殿筋はまた余剰エネルギーの貯蔵庫でもある。それ故、体力の有無を測定することができる。お金が余ると貯金箱や郵便局、銀行に貯金するように、健康に余裕がある場合にはこの大殿筋に余剰エネルギーとして脂肪を蓄える。貯金箱に対して、貯健箱とでも言えるであろうか。それ故、男女ともに大臀筋部の肉付きがよく張りがある場合には体力があると診断して差し支えない。病気になった時、この大殿筋の肉付きがしっかりしている限りそう心配する必要はない。しかし、萎縮して尻の穴が見えるようになれば要注意である。とくに女性の場合、この大殿筋部に皮下脂肪が蓄積されているので男性に比べて顕著である。

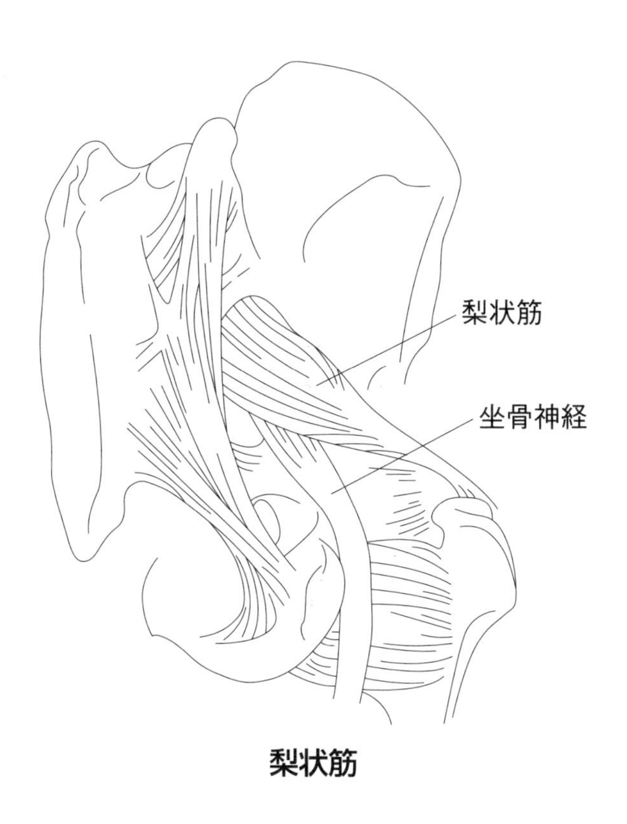

梨状筋

梨状筋は、達人の筋肉と称される腸腰筋に比べて武道やスポーツ界においては殆ど注目されていない。解剖学的には、その作用は大腿を外方に回すと記されているに過ぎないが、梨状筋の特徴は何といっても神秘な仙骨の裏側から起こっていることに尽きる。仙骨は火、股関節は水の作用をもつ。梨状筋はこの両者間に介在する水火合一した筋肉である。それ故、他の筋肉群たとえば大殿筋・中殿筋・小殿筋のように三つ巴しないで一束になっている。外観上は一つであるが三つの筋肉が合体したものと考えられる。坐骨神経の走行が梨状筋に対して異なる３つのケースがあるのはそのためであろう。梨状筋が付着している仙骨の辺縁に鍼灸治療で非常に大事な「白環兪」がある。このツボの名は数珠状に連なった白い球という意味である。梨状筋が水火合一している証の一つになるであろう。

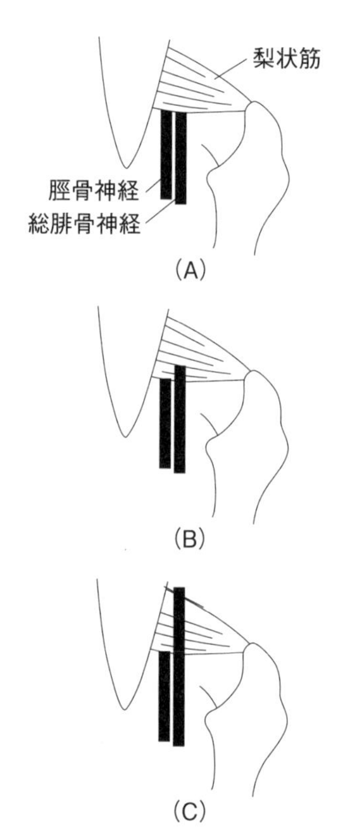

梨状筋と坐骨神経の走行

梨状筋と大殿筋・中殿筋・小殿筋は3・8木局している。ここが分かると、腰痛や坐骨神経痛などの治療が容易になってくる。

●股関節と奇経八脈

股関節と正三角形四面体の関係を述べたが、先に奇経八脈にも正三角形四面体との関係性があることを論じた。そこで、股関節部にある奇経八脈の「ツボ」を探してみると、**陰維脈**の「府舎」、**陽蹻脈**と**陽維脈**の「環跳」、「居髎」がある。また異説ではあるが、**衝脈**の「気衝」が鼠径部の大腿骨頭にある脾経の「衝門」とほぼ同じ位置にある。

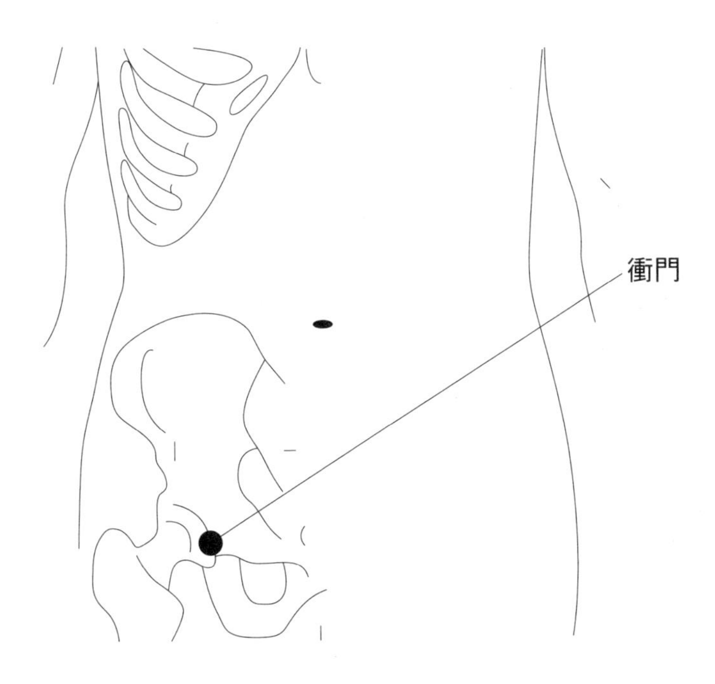

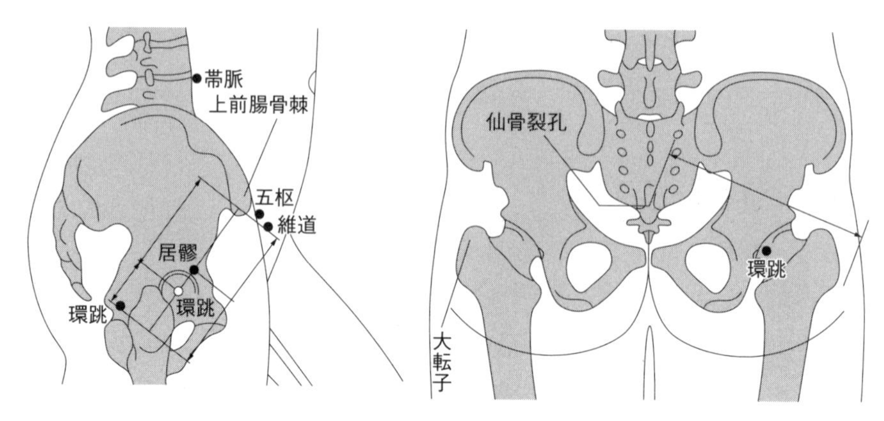

環跳・居髎

確かに、股関節の大腿骨骨頭を挟むように奇経八脈の「ツボ」が幾つかある。また、武道や舞踊では「股関節のとらえ」をたいへん重要視する。なぜか？

歩行時において、股関節は円運動をおこなっている。この円運動は一定方向の回転ではなく、右回転と左回転が交互におこなわれている。歩行時の腸骨の動きを解析してみるとそのことをよく理解することができる。一連の歩行動作のなかで前方へ回転している腸骨が後方への回転に変化する。

具体的に言うと、脚を前方へ押し出すとき腸骨は前方へ回転するが、着地して片脚立ちから片方の脚を蹴りだすとき腸骨は後方へ回転する。

股関節の円運動は右回転と左回転が交互に繰り返される。それはまた、臼蓋の動きと大腿骨頭の動きでもある。図における左側の数字の1・2・3を臼蓋の動きとすると片方の4・5・6が大腿骨頭の動きとなる。そして、両者は中心において交流する。1・6水局の原理である。

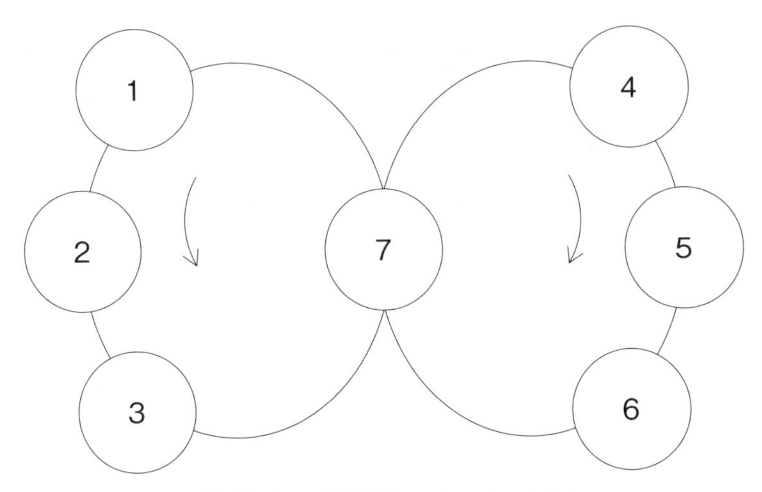

股関節の円運動　1・6水局

この動きは二つの歯車の回転運動に例えることができる。二つの歯車は噛み合い、両者の回転方向は相反する。一方が時計回りに回れば片方は必ず反時計回りに回る。二つの歯車の噛み合いは中心点においてしかおこなわれない。そして、二つの歯車が噛み合う**中心はゆらいでいる**。ゆらいでいるからこそ円運動は円滑に繰り返される。もし、中心点がゆらいでなかったら股関節はぎこちない動きしかできない。滑らかな動きはゆらぎの産物に他ならない。

股関節の動きは、大腿骨頭と寛骨臼の二つの玉の動きに他ならない。まるで二つの歯車が噛み合うようにゆっくりと動かせるようになってはじめて玉本来の働きを発揮する。玉を磨けば磨くほど他の追随を許さないほどの素晴らしい機能を発揮するのである。それ故、武道や舞踊では「股関節のとらえ」をたいへん重要視するわけである。

また、**左右の股関節の正三角形四面体**と**脳室の正三角形四面体**は対応しているので、股関節の動きは脳脊髄液やこころの働きそのものに直接作用する。「立禅」で重さを柔らかく股関節に落とせるようになると、ああでもない、こうでもないと動いて止まないこころが定まってくる。また、脳脊髄液の循環が良くなることによって、脊柱管狭窄症や坐骨神経痛、腰部椎間板ヘルニアなどの足のシビレなどが改善される。武道や格闘技などで足腰を鍛えることは当たり前のことであるが、この足腰の強化の先にあるのが股関節である。股関節にはまだまだ多くの謎や秘密が隠されている。

●胸骨

胸骨は、解剖学的には胸骨丙、胸骨体、剣状突起の３つに区分される。なぜ、胸骨は３つに区分されているのか？　それは、**水火合一**しているからである。

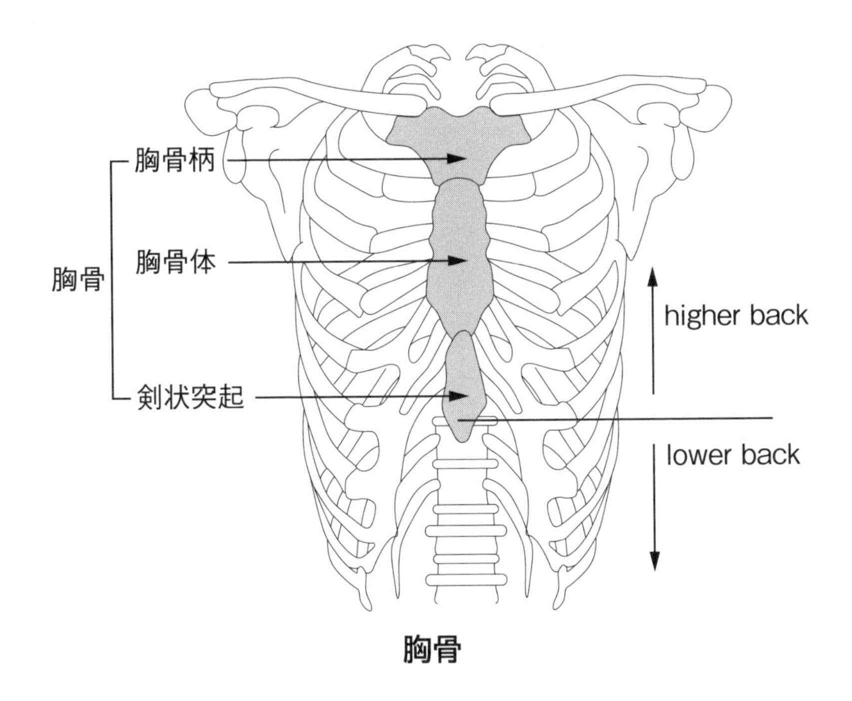

胸骨

具体的には、胸骨丙に**火**、胸骨体は**土**、剣状突起は**水**の作用がある。第2の仙骨と言われる所以である。

鰓腸というキーワードから胸骨を捉えると、胸腺、甲状腺、頸動脈それに下垂体は同一線上に並ぶ。胸骨を巧みに動かすことによってこれら鰓腸由来の器官を同時に刺激することが可能となる。

その結果、鰓呼吸を覚醒させることができ、呼吸が変わる。呼吸が変われば身体が変わる。胸骨は呼吸法の要のひとつである。実際の治療において、胸骨の治療は実に幅広く活用できる。呼吸器疾患をはじめ、心臓病、ホルモン調整など。具体的には、「天突」「膻中」「鳩尾」の３つのツボをとる。

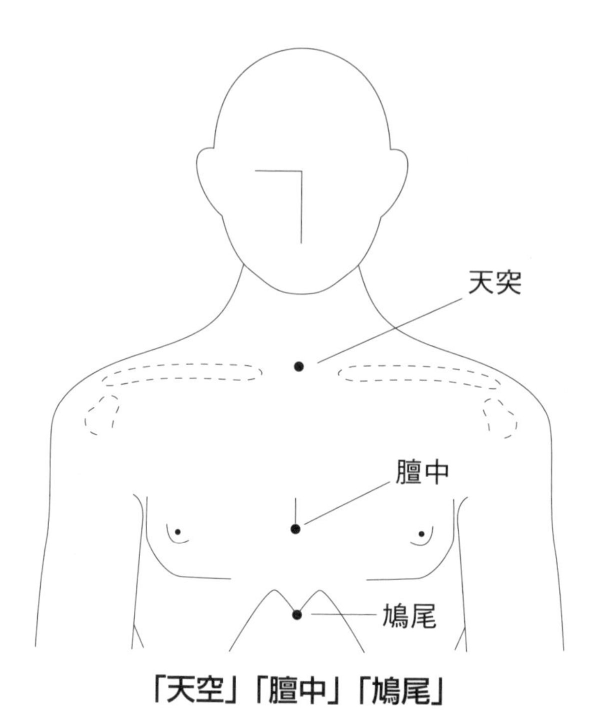

「天空」「膻中」「鳩尾」

●中脘

十二経脈は「中脘」から始まり、「中脘」で終わる。なぜ、「中脘」で始まり、「中脘」で終わるのか？　その理由は、「中脘」が5・10土局しているからである。

「中脘」から気血は肺経へと注がれ、肺経→大腸経→胃経→脾経→心経→小腸経→膀胱経→腎経→心包経→三焦経→胆経→肝経と十二経脈を一巡し、「中脘」で終わる。この順位は変わることなく、昼夜休むことなく気血は十二経を循る。

「中脘」の上下には、「上脘」と「下脘」がある。これら3つの「ツボ」で5・10土局している。5・10土局の神髄は10が5・5に分かれて、中心が5・5・5の三つ巴になっている。中心の5・5・5が、「上脘」「中脘」「下脘」である。また、臍の中にある「神闕」と、その真後ろの腰部にある「命門」は5、6の関係にある。「神闕」が5、「命門」が6である。臍は、胎盤（5）と胎児（6）を直接繋いでいた臍帯（7）の痕跡でもある。

妊娠中は7だった臍が、出産後のその痕跡が5へと変化する。5から直接7へは繋がらない。6が不可欠となる。臍、もしくは「神闕」というツボには何やら大きな秘密が隠されているようだ。

臍にまつわる話に、「臍が茶を沸かす」がある。筆者が独自に開発したNAM治療によって、この話は正しいことが判明した。臍の周辺に「水の沸騰する音」を通電すると、アレルギー性鼻炎に著効する。具体的には、臍の左右に「盲兪」、上下に「水分」と「陰交」の4つのツボを取穴する。

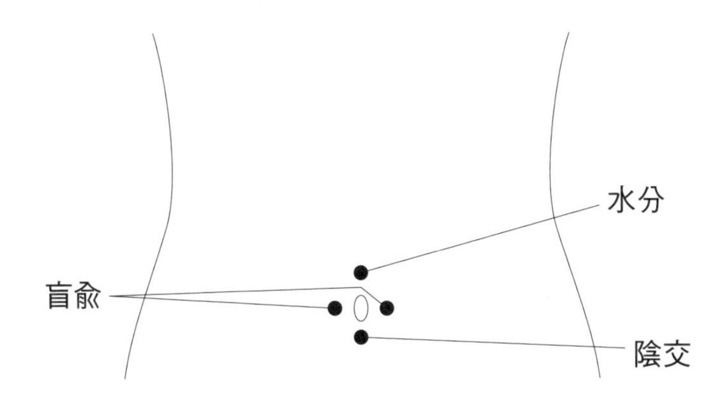

●三陰交、絶骨

「三陰交」は、血と深い関わり合いをもつ足の三陰経（肝・脾・腎）が交流し、特に女性には頻用される重要なツボである。その主な効能は、脾経による子宮・卵巣といった生殖を調整する。一方、男性は脾経ではなく肝経による前立腺への調整が主になる。男性の生殖器は、女性とは異なり肝経と深い関係にある。

骨髄に関係ある八会穴の髄会の「絶骨」は、腓骨を挟んで「三陰交」と同じ高さにある。そして、鍼灸治療には、この同じ高さにある「三陰交」と「絶骨」の二つのツボを内側と外側から打ち抜く「**打ち抜きの灸**」がある。

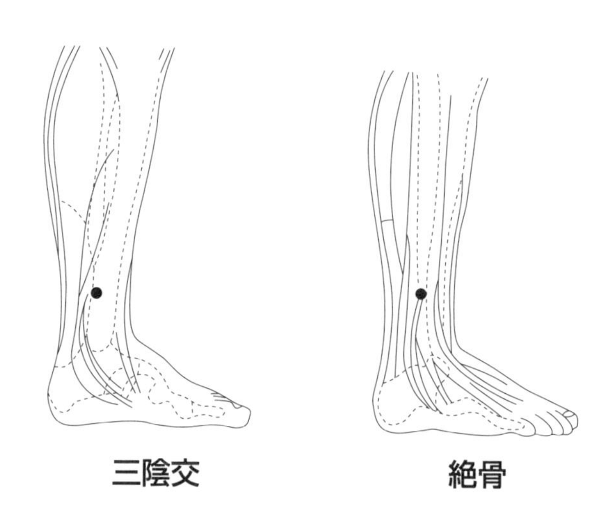

その効能として、下肢の痛みや重み、胎毒、淋病、化膿性体質などに、湿気を抜く灸として、広く応用されていた。「三陰交」に直径1～2センチの大灸を据えて、化膿させると、表裏する「絶骨」の部より、施灸せず

とも「三陰交」と同じように化膿して膿が出てくる。

筆者は、理由は分からないが昔からこの「打ち抜きの灸」が気になって仕方なかった。なぜ、「三陰交」と「絶骨」が繋がるのか？

「三陰交」と「絶骨」には何らかの直結したルートがあることが推測される。多壮灸という過剰な熱刺激によって初めて開通する特別なルートとは？

髄会の「絶骨」と関係の深いツボに、八会穴の骨会の「大杼」がある。「大杼」は足の太陽膀胱経に属し、第１胸椎棘突起下の外側１寸５分に位置する。上下の位置関係から、「大杼」は高い場所にあって山岩の象、「絶骨」は低い場所にあって水脈の象と捉えられた。

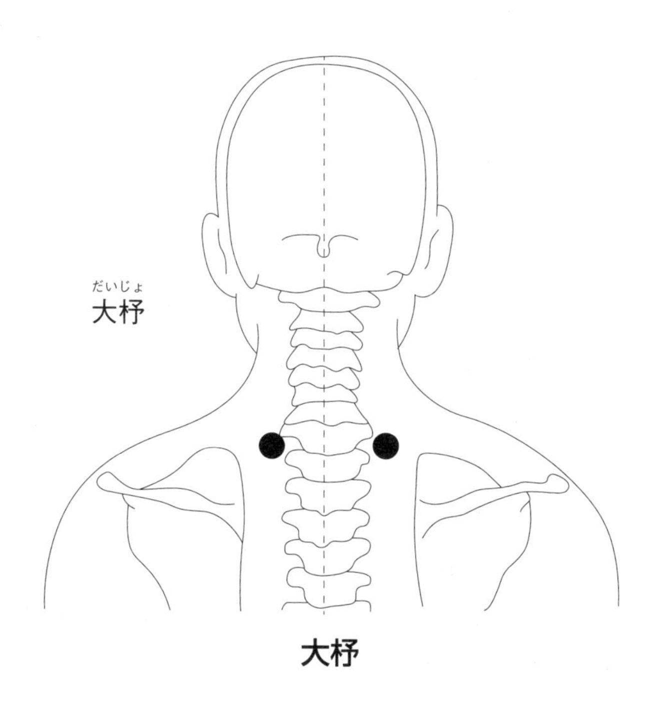

大杼

「大杼」は脳と密接な関係があり、ここで脳に停滞した熱を抜くことができる。また、頭蓋骨の振動とも関連していると筆者は推測する。

最新の研究では、骨は単なる固いカルシウムのかたまりではない。私たちの全身の「若さ」を司り、「記憶力」「筋力」「免疫力」、そして「精力」までもがその影響を受けていることが、明らかになってきている。

一方、古人は、髄は腎と関わりが深く、腎陰、腎精の貯蔵庫である。また、脳を髄海と言って、髄がたくさん集まっている所と考えた。

「三陰交」は渦巻いている。表層の渦は脾経、深層部は腎経、中間層は肝経、そして底が腓骨である。これら足の三陰経の渦は底の腓骨にまで達していないが、渦が底に達すると渦は反転する。**「三陰交」と「絶骨」の「打ち抜きの灸」の秘密はこの渦の反転にある**。反転とは、裏と表がひっくり返る。裏が表に、表が裏に、内が外へ、外が内になる。反転に不可欠なもの、それが中心である。中心がなければ反転できない。中心ができると、「三陰交」と「絶骨」がひっくり返る。その結果、多壮灸の熱刺激が「三陰交」から骨を貫通して「絶骨」へと伝わる。

骨の内部には髄がある。髄は造血機能や腎臓・脳と関連しているので、高齢者特有の骨粗鬆症、物忘れ、痴呆症や貧血、腎虚による中高年の腰痛などに効果が期待される。ただ、腓骨に達するまでハリを深く刺入するので、ハリを刺す痛みが時折あることが欠点ではある。

ちなみに、「絶骨」は胆経の「懸鐘」と同じ位置にある。ただ呼び名が異なるだけである。では何故、呼び名が異なるのか？　その理由は、働きが異なるからである。髄会として用いるときは「絶骨」、胆経のツボとして用いるときは「懸鐘」となる。

●大椎と胃経

「大椎」は督脈上にあるツボで、大腸経、小腸経、膀胱経、三焦経、胆経、陽維脈といった陽経が交流する要所となっている。主治として、脳充血、高血圧、テンカン、頭痛、高熱、蓄膿症、眼充血、風邪、喘息、肺炎、不眠症、ノイローゼ、神経衰弱などがある。また、免疫機能を高めるツボでもある。

しかし、十二経脈の陽経の全てではなく、**胃経**だけはなぜか注流していない。なぜ胃経のみ「大椎」へ連絡されていないのか？　同じ陽経でありながら、という疑問が生じてくる。

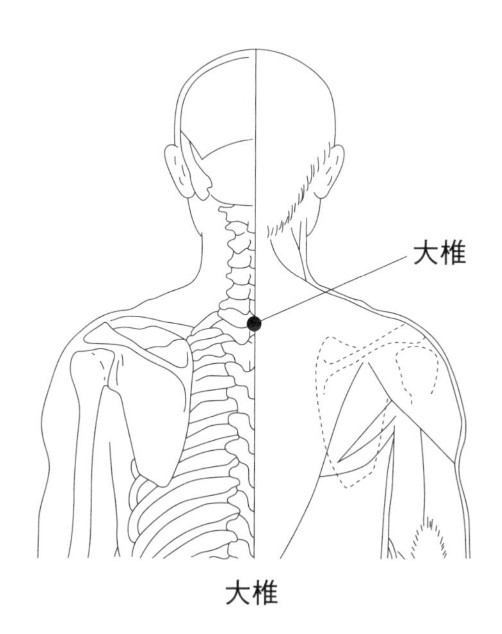

大椎

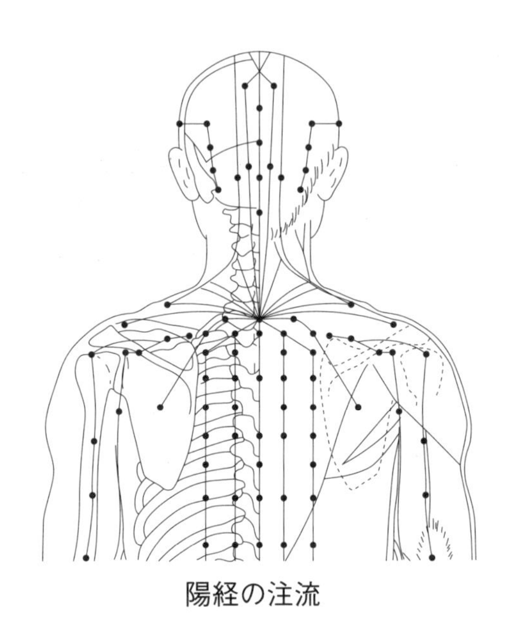

陽経の注流

大椎、陽経の注流

結論は、温度差である。漢字で書くなら、「**燃える**」と「**萌える**」の違いである。前者は物が燃焼するときに使い、後者は草木が春になって芽が出ることを表現するときに使う。温度で言うなら、前者は高温での燃焼であり、後者は常温での燃焼である。大椎というツボで胃経を除く陽経の過剰な熱を抜くことが出来るのはそのためである。

神医・華佗いわく、「胃気が壮んであれば、五臓六腑はみな壮んとなる」。殊更、鍼灸治療においては胃の気を重要視する。胃のもつ陽気とは、春夏秋冬の四季においては春の草木が芽吹く頃の陽気である。夏の頃の汗が吹き出て止まない陽気とは違う。前者の陽気は生命を育み、育てる低温の陽の気である。後者は外部へ向かって一気に発散させる熱を伴う陽気である。

よく元気がないとか、元気が出た、という言葉を耳にする。この元気の源は「胃の気」である。しかしもっと厳密に言うなら、元気には「元気」「玄気」「原気」の三通りがある。「元気」は中焦の「胃の気」のもつ力である。一方、「玄気」は臍から下の下焦の持つ力である。精力はこの「玄気」に関係する。「原気」は母体から受け継いだ生命活動の原動力で、上焦、中焦、下焦の三焦のもつ力である。画数では、「元」は4画、「玄」は5画、「原」は10画である。ちなみに、気には「气」「気」「氣」の三通りがあり、画数は4画、6画、10画である。

●大椎と八曜灸、九曜灸

昔より、「大椎」には八曜灸、九曜灸という灸のすえ方が言い伝えられてきている。大椎を中心として周囲に八ヶ所の灸をすえる方法である。九曜灸の灸のすえ方の意味するものは、「大椎」の9数理にある。

「大椎」の9数理を理解するために、鳴門の渦潮に例えてみる。渦が発生すると、海水の回転が渦の中心に向かっていることが分かる。1・6水局である。渦の中心では、海水が海底に向かって引き込まれている。渦が小さいとその深度は浅いが、大きな渦だと海中深くに吸い込まれていく。この現象が7から9への変換である。

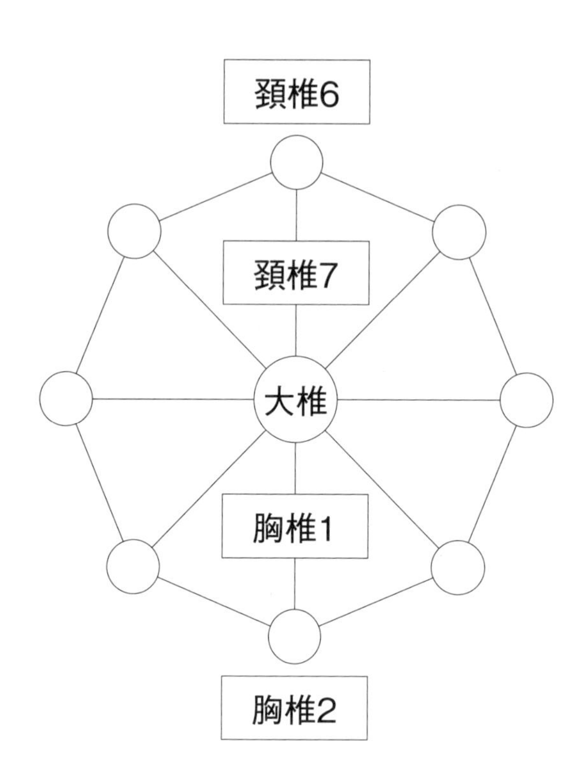

つまり、７は水の回転（渦）の中心を意味するが、９は更に深さが加わる。問題はその深さにある。中心の７が煮詰まることによって、渦巻く力が強くなり深さが加わることによって９という火が生じる。

八曜灸、九曜灸の原理を分かりやすく説明すると、まず頸椎で１・６水局させる。そして、渦の中心である「大椎」を加え、計7つのツボをとる。

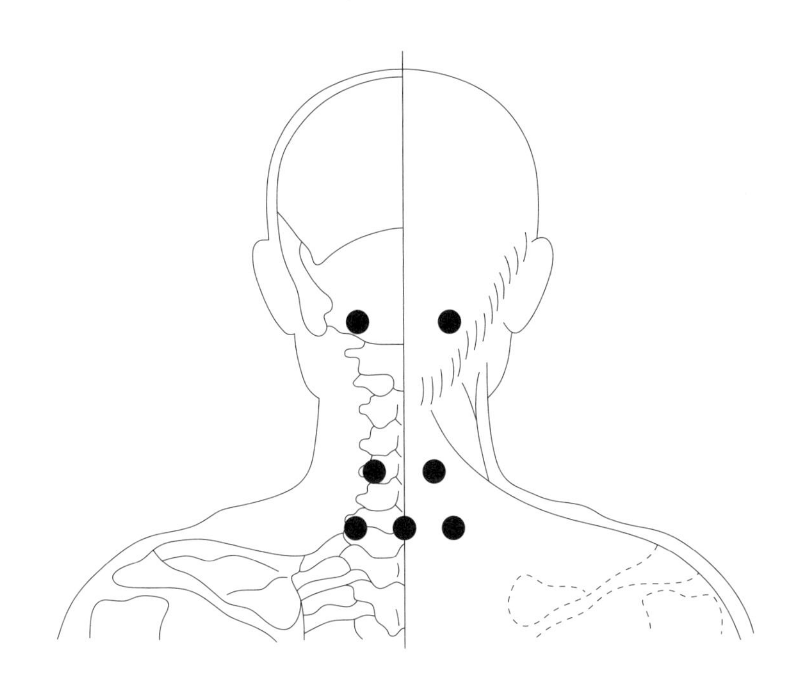

しかる後に、「大椎」で停滞した熱（火）を抜く。頭の熱を抜く場合は、さらに胸椎1番（「大杼」）を新たに加える。「大椎」には大腸経、小腸経、膀胱経、三焦経、胆経、陽維脈といった陽経が注流する要所となっているので、脳充血、高血圧、頭痛、高熱、蓄膿症、眼充血、風邪、喘息、肺炎、不眠症、ノイローゼ、神経衰弱などに効果がある。とりわけ、頭痛と不眠には著効する。

●腹の土の作用を活用した治療

腹は、「肚」とも書く。「肚」という文字から、腹には土の作用があることを昔の先人は理解していたことを窺い知ることができる。腹にある土の作用を理解するために、植物について若干の考察を加えてみる。植物にとって土とはどのような存在であり、植物は土の中でどのようにして養分や水を吸い上げて生育しているのであろうか？

植物が育つ理想的な土壌として、土壌の団粒化がある。団粒化というのは、粘土の粒子が集まってミミズの糞のような大きな粒子になること。直径が0.5から5ミリと、相当大きく、しかも不均一である。このような構造だと、水はけ、空気の流通がともによい。水はけ、空気の流通がよいと土中に生存する微生物にとっても好都合である。

一方、劣化した土壌は、水はけ、空気の流通がともに悪い。また、硬く締まっている。例えば、化学肥料を多量に施し過ぎると土壌の中で溶解し、硫酸や塩素が相当残るため、土壌は酸性になる。その結果、土壌は硬く締まってくるので、透水性・通気性が悪くなってくる。

土壌が劣化すると、植物は外気温の変化の調整役としての機能を失い、また病気に対する抵抗力も著しく減少する。劣化した土壌からとれた野菜は、ミネラルやビタミン含有量が低く、日持ちが悪く、糖度も低く、匂いも弱い。

劣化した土壌とは、人体に例えると硬く張ってしまったお腹と腸内細菌間のバランスの崩れた状態となるであろうか。長年の過食によって空腹感などまったくなく、鳩尾はパンパンに張って硬くなったお腹である。当然、腸内は腐敗醗酵してガスが充満している。オナラは鼻がひん曲がるほど臭く、便通は悪く頑固な便秘に悩む。

ヒトの身体では植物の根の先端の根毛は小腸粘膜の絨毛、土中の微生物は腸内細菌、多量の化学肥料や農薬は薬や諸々の食品添加物、魚や肉に残留する各種ホルモンや抗生物質、化学物質などとなる。

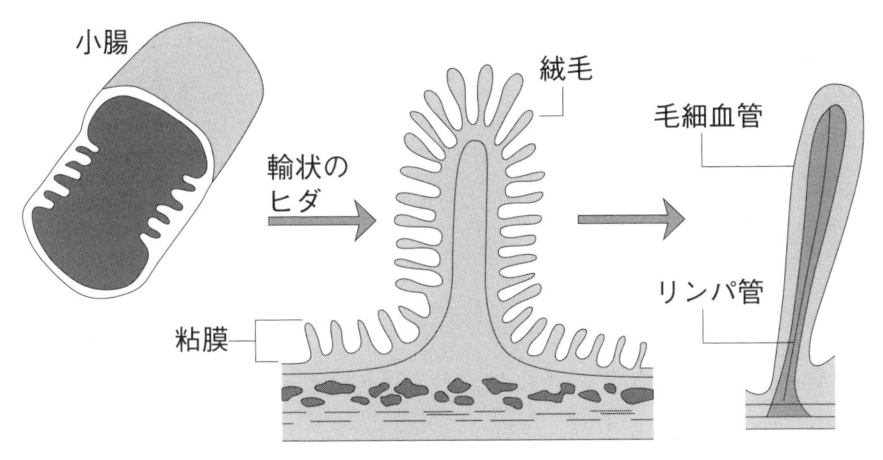

小腸粘膜の絨毛

植物の根のいちばん大切な働きは、地中から水や養分を体の中に取り入れることである。この仕事は、根の先に近いところにある細かい毛のような根毛でおこなわれる。根毛には、水に溶けた養分を吸いこむ働きがある。固体のままの養分は通さず必ず水に溶けたものだけを通す。それ故、植物は、水がなければ養分をとることができない。植物にとって水が大切な理由のひとつである。

野生の動物は歩き回って餌をあさるが、植物は歩き回って栄養をとることが出来ない。その分、根を伸ばすことによって植物は養分・水分を吸収しているのである。畑で育ったコムギの根は深さ120cm、幅60cmに、またトマトは畑に定植後約2ヶ月で深さ80cm、幅110cmぐらいの広がりになる。根の生長のスピードには驚くべきものがある。植物の生長は根が中心で、根が伸びるから地上部が育つ。

それ故、根毛の成長には多くのエネルギーが必要とされる。根毛から吸収される養分・水分は言うに及ばず、葉の光合成でつくられた栄養分もまた根毛へと運ばれる。

植物内部では下から上へ、上から下へと養分・水分や栄養分がダイナミックに循環している。

十全にお腹の土の機能を働かせる治療として、筆者が常用しているのが「上脘」「中脘」「下脘」、もしくは臍の中にある「神闕」を中心にして左右上下に4つのツボ（「中脘」「関元」「天枢」）をとる。使う音は、日本酒を醸造するときの発酵音である。

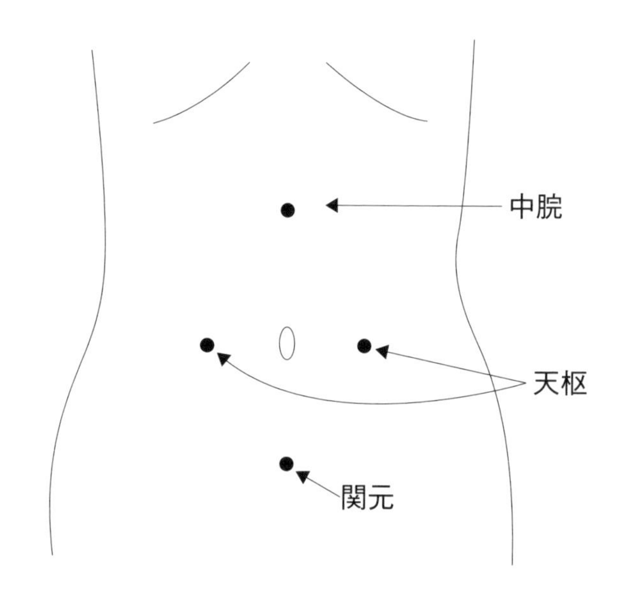

なぜ酒の発酵する音を使うかというと、アルコール発酵は5・10土局しているからである。5・10土局は、ものが腐敗して土に還っていく原理であり、蘇る原理でもある。5・10土局には腐敗するものと蘇るものの両方の作用がある。アルコール発酵において最後に酒粕が残るのはそのためである。

自力でできることは、お腹を軟らかくすることに尽きる。そのためには、空腹を味わうこと。なぜなら、空腹のときに蠕動運動が高まるからである。内臓力は腸管の蠕動運動に他ならない。

植物の根は、地中から水や養分を取り入れる。水なくして養分を取り入れることはできない。お腹の土の作用には水が不可欠であることが分かる。先端の細い根毛の水や養分を吸い上げる力は腎の1・6水局、樹木の幹の中を根から吸い上げた水や養分を上へと押し上げるのは脾のポンプ作用、葉の蒸散は肝の3・8木局となる。これらは三つ巴となって植物内部の水をダイナミックに循環させている。

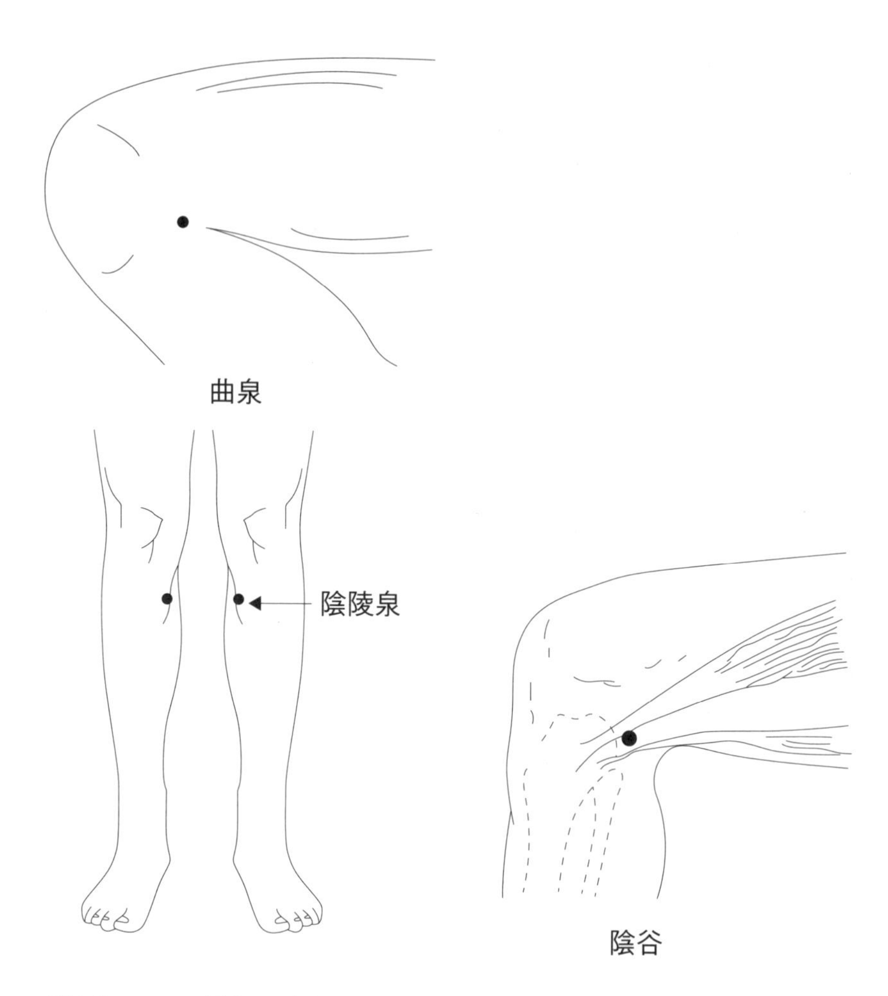

膝周辺には、脾経・腎経・肝経の水穴（脾経の「陰陵泉」、腎経の「陰谷」、肝経の「曲泉」）がある。実際の治療では、脾経・腎経・肝経の水穴に、臍周辺の４つのツボ（「盲兪」、「水分、「陰交」）のを加えてお腹の水の循環を調整する。更に、上記した「中脘」と「関元」、左右の「天枢」の４つのツボでお腹の土の作用を同時に調整する。

●腹にある第三の足　丹田・関元

植物は微動だにすることなく土に根付いるが、動物は土から離れ自由に動き回る。しかし、そんな動物でも尻尾という根をもっている。一方、人間に至ってはその尻尾すら無くなり、わずかにその痕跡を残すだけである。まさに、人間はこの自然界における究極の根無し草である。右往左往して、その心は静かに落ち着くことなく常に彷徨っている。この地上に飽き足らずに、最近では地球を飛び出し宇宙空間にまで彷徨うとしている・・・・。

人間は心が不安定で、定まらないから不動なる心を追い求める。動いて止まない存在であるが故、不動なる存在が必要となる。それが、お腹にある**丹田**である。**第三の足**でもある。二本の足で直立歩行する人間には、第三の足が必要となる。二本では不安定で三本になって初めて安定するのは何もイスに限ったことでない。

丹田は臍下三横指にある。ツボ名は「関元」である。野口整体では、整った身体は上丹田が虚、中丹田が冲、下丹田が実としている。ちなみに、上丹田は剣状突起からおよそ三横指下、中丹田（中脘というツボ）は鳩尾と臍の中間に位置する。

下丹田は、植物では土中の根（特に先端の根毛）に相当し、根毛同様に活発に生命活動が営まれている。根から吸収された養分や水分が下から上へ、葉の光合成によってつくられた栄養分は上から下へとダイナミックに循環している。更に、余剰な電気を放電している。

過去に、音響関連の業者に委託して熊本県の山中の大きな樹木（樫木）の根が養分・水分を吸い上げる音を録音した。録音した音の中にパチパチという予想だにしなかった奇妙な音が録音されていた。当初は、何の音か皆目見当がつかなったが、後に植物の根からの放電音であることが判明した。

根からの放電音は治療に使えると考えた筆者は、頭（脳）やお腹（盲腸）に溜まった電磁波を抜く治療に使ってみた。認知症の高齢者の頑固な便秘では紙オムツからはみ出るほどの大量の排便と大量のオナラ。頭の電磁波を抜く治療では、頑固な頭痛・肩こり・不眠などの症状の改善が認められた。最近では、がんをはじめ関節リューマチなどの膠原病、高血圧など多くの疾患に、ツボに溜まった過剰な電気を放電させる目的でも使っている。

●赤血球と光合成、がん治療

太陽光は地球という惑星において最も手に入りやすいエネルギー源であるにもかかわらず、太陽光をATPという生物エネルギーに変換する能力は光合成生物の葉緑素（クロロフィル）に限られていると考えられてきた。しかし、哺乳類のミトコンドリアにクロロフィルの代謝物が混合すると、採取した光からATPを合成することができることが分かった。シノラブディシウ・エレガンス（線虫の一種）にクロロフィル代謝産物を与えて光に曝すとATP合成は増加し、同時に寿命も延びる。最適量のクロロフィルを与えられたイモムシの寿命が大きく伸びる。

これらの実験結果から、植物の色素であるクロロフィルを利用して動物もまた太陽光から直接エネルギーを生成できることが推測される。筆者は、特に赤血球は解糖だけではなく、太陽光でエネルギーを作っていると

考えている。このことを裏付けるかのような論文が、科学雑誌「ネイチャー」に発表されている。(1998年)

「赤血球の赤い化合物であるヘモグロビンが光を感受している」

赤血球が光を感受しているのなら、光でもってエネルギーを生産していても少しも不思議ではない。赤血球は、まるで太陽光で走るソーラーカーのような機能をも併せ持っているのでは？　頸動脈や橈骨動脈、鼠蹊部の大腿動脈が皮膚の表面近くを走行しているのは光を感受するためではないだろうか。

ところで、赤血球の赤いヘモグロビンと植物の緑色の葉緑素は、非常によく似た化学構造をしているのをご存知であろうか？　両者の違いは、中心の元素が**マグネシウム**か**鉄**かだけである。ここに、赤血球を活性化させ、また光合成させるヒントが隠されている、と筆者は推測する。今現在、左右の「人迎」、「列欠」、「気衝」の6つのツボを使って赤血球を活性化する治療をおこなっている。

クロロフィルa R＝CH_3
クロロフィルb R＝CHO

$CH=CH_2$　R　H_3C　C_2H_5　N　N　Mg　N　N　H_3C　CH_3　H_2C　H　H_2C　C　O　O　OCH_3　C　$C_{20}H_{39}O$　O

葉緑素

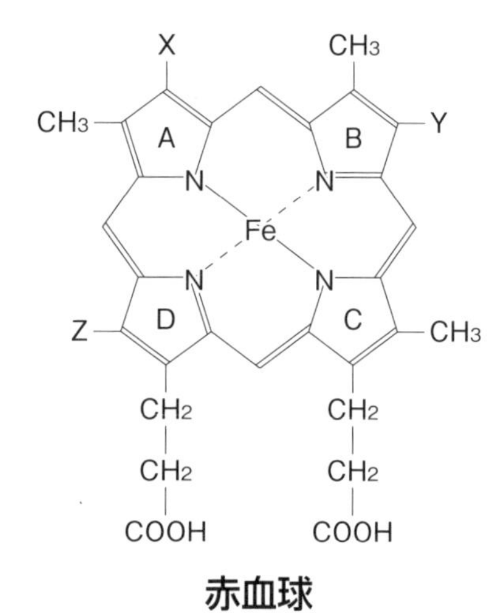

赤血球

私たちの身体は60兆個の細胞から成り立っていると言われている。その一つ一つの細胞は核を有し、ミトコンドリアによってエネルギーを産生している。しかし、赤血球は、その持つ宿命のためか核を消失させることによって細胞内からミトコンドリアを追放した。現代の豊かで便利な生活を捨て去り不便で質素な昔の生活に戻ったようなものだ。飲まず喰わずで、ただ他のために無償で奉仕するだけ。時折、少しの食べ物と水を口に含み、日光浴をする。まるで滅私奉公する覚者のごとくに。

当然、ミトコンドリアを持たない赤血球は、ミトコンドリアを使った効率良いエネルギー産生はできない。解糖によってのみエネルギーがつくられるというのが医学的定説である。しかし、筆者は太陽光が当たれば植物のように光合成でもエネルギーをつくることができると考える。脱核することによって、遥か遠い昔の記憶が呼び覚まされたのであろう。酸素を運ぶヘモグロビンの構造が葉緑素に似ているのはそのためであり、頚動脈や橈骨動脈などが危険を犯してまで体表に近いところを走行しているのは太陽光を浴びるためである。

赤血球の大きさは直径7～8μm、抹消の毛細血管はこれより少し小さい。それ故、赤血球は形を細めて毛細血管を流れる。赤ん坊の栄養となるときには乳腺で白い乳汁につくり変えられる。脱核して変身を遂げた赤血球は、更に形や色まで変えて他のために奉仕する。

しかし、こんな覚者の如き赤血球でも自らの色を完全に消し去ることができなかった。ヘムの鉄原子が酸素分子と結合することで酸素を運搬している。この赤血球が酸素を運ぶ中核であるヘムは、脾臓で壊されて肝臓へと運ばれる。そして、体内の化学工場である肝臓から産業廃棄物として胆汁が腸へと流出される。最終的には、糞便、尿の色の化身となって体外へ排出される。再利用されない。それ程に、自らの色を消すのは難しいということか・・・。

・・・・・・・・・・・・・・・・・・・・・・・・・・・・・

私たちの身体は、赤血球のヘモグロビンのヘムを分解して、抗酸化作用や抗炎症作用のあるビリルビンを作って細胞膜を保護している。がん細胞は、この仕組みを利用して、ヘモグロビンのヘムを分解する酵素を出して免疫細胞が出す活性酸素からその身を守っている。ところが、ヘモグロビンの鉄を亜鉛にすると、がん細胞はなぜかビリルビンを作れなくなる。その結果、がん細胞は活性酸素に対する抵抗力を失ってしまう。

なぜ、ヘモグロビンの鉄が亜鉛になるとがん細胞はビリルビンを作れなくなるのであろうか？　赤血球の化学構造の中心の元素が鉄から亜鉛に変わることは、がん細胞にとってどのような意味があるのであろうか？　一方、赤血球は鉄が亜鉛になっても酸素を運ぶことはできる。

がん細胞は精妙な技術をもつミトコンドリアとは違って粗雑な技術しか持ち合わせていないので、血管にしてもリンパ管にしてもその作りは非常に粗雑にできている。それ故、代謝産物の乳酸やピルビン酸をリンパ管でうまく処理できないのでがん細胞の周りは弱酸性を帯びている。**がん細胞は弱酸性の海に浮かんでいる**。

最近、マグネシウムの代わりに**亜鉛の葉緑素**をもった細菌が発見された。硫化水素を含んだ温泉や鉱山から流れる熱水中に生息する好酸性好気性光合成細菌である。強酸性下でも生息できる細菌である。

赤血球は脱核することによって、植物さらには好酸性好気性光合成細菌の面影を色濃くした。先祖返りしたのである。がん細胞も同様に先祖返りを試みたが核を消失することはできなかった。自我を最後まで捨てることができなかった。それ故、がん細胞は鉄には強いが、マグネシウムや亜鉛には弱いのではないだろうか。

がん細胞の大きな誤算、それは赤血球である。人を疑うことの知らない無類のお人よしで、がん細胞に手足の如くにこき使われている赤血球だが、鉄が亜鉛に変わると悪知恵の働く強面のがん細胞は全く歯が立たなくなる。逆に、がん細胞を破滅へと導くキーパーソンへと変貌を遂げる。極悪人が改心するとはこういうことか・・・・？

がん細胞は頑なに心を閉ざしてしまい、自己本位な細胞である。そんながん細胞に対して、手術や抗がん剤といった力づくのアプローチよりも無償の愛で改心させたほうが理にかなっているのではないだろうか。その役割を担っているのが、核という自我を捨て去った赤血球である。

赤血球の活性化、ここにがん細胞攻略のヒントがある！

第4章

脳神経、内分泌、免疫

東洋医学、鍼灸医学が捉えられなかったのが脳神経、内分泌（ホルモン）、免疫である。その詳細についてはまったく語られていない。それとも、気血の概念で片が付くとでも考えていたのであろうか？

●脳は腸からはじまった

高等生命体は腸管ができて、この腸管の機能に従属してニューロンやパラニューロンが発達した。つまり、**腸に従属して脳ができたのである。脳と腸の間には相関がある**。これを脳腸相関という。

一見単純な管と思われがちな腸が、「小さな脳」と形容されるほどの精妙な働きをしている。進化から見ても、腸こそ、脊椎動物の最初の器官である。脳、脊髄、心臓がない動物はいても、**腸がない脊椎動物はいない**。

腸は実に賢い器官で、脳の命令や調節とは無関係に、内容物の化学的、機械的情報を検出して適切な対応をとり続ける。生体が生き続ける限り、寝ても覚めても・・・。「腸は小さな脳である」という言葉は、腸の機能についての、こういう認識から生まれたわけである。

構造の面からみても、腸と脳との比較は十分に可能である。「脳」というからには、神経が問題であるが、腸に内蔵される壁内神経の量はたいへんなものである。腸の壁の筋や粘膜の層を薄くはがしてみると、すだれのように、あるいは格子のように、神経の線維束がひろがっている。「腸は神経の網タイツをはいている」と形容する研究者もいるほどである。

この神経の網の結び目に当たるところには神経細胞がたくさん存在し、網をつくる線維はその突起にほかならないわけだが、この神経細胞（ニューロン）の数は腸全体では膨大な数（おそらく一億の単位）にのぼり、もちろん脳そのものには遠く及ばないとしても、脊髄全体のニューロンの数をしのぐと言われる。「腸は考える」（藤田恒夫　岩波新書）

原初の生命体は海の中で誕生した。海中とは重力が1/6になる1・6水局の世界である。1/fのゆらぎの世界でもある。ゆらぎは、地球・月・太陽の三つ巴の関係において生じる。寄せては引く海の波のリズムと我々の呼吸は同調している。ともに一分間におよそ19回である。

この海の中で、まず単細胞が誕生した。やがて、体制がやや複雑になった多細胞が出現した。これらはただ波間を漂い、流され、繊毛で海中を移動しながら口から栄養分に富んだ海水を体内へ取り込み、そして取り込んだ同じ口から不要物を排出する。

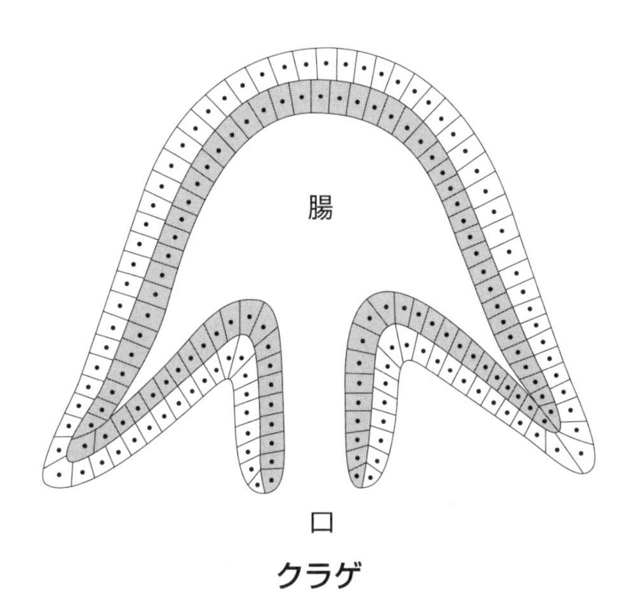

クラゲ

多細胞生物としては最も原始的な腔腸動物クラゲの断面を見てみよう。カップをさかさまにしたような格好をしている。このカップの入り江のようになっているところは、原始的な腸に相当する。クラゲのように取り込んだ口から同時に不要物を排出する構造から、腸が次第に後方へ伸びてやがて盲端に終わっていた原腸腔の底に肛門が開通する。腸腔から腸管への大きな飛躍である。この**腸管の形成から脊椎動物の進化は一気に加速される。**

私たちはこの貫通した腸管を、原始の脊椎動物である無顎類のナメクジウオ・ヤツメウナギに見ることができる。

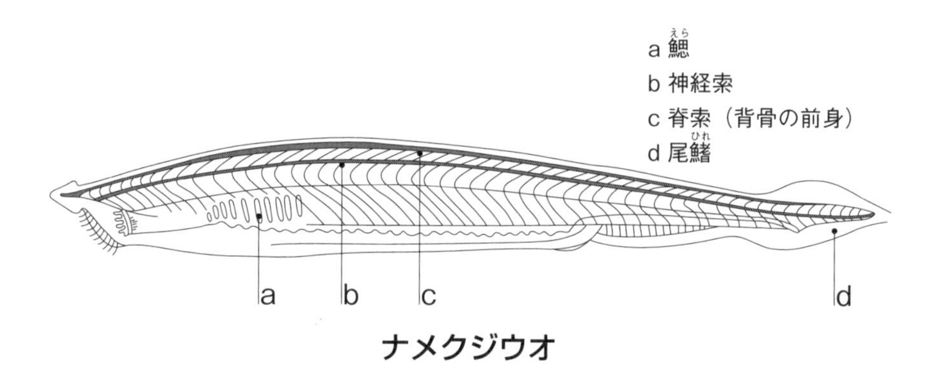

ナメクジウオ

腸管の形成によって、腸の分化が一気に加速される。肝臓、類洞脾（脾臓の前段階の臓器）ができてくる。腸管系に起こったこの変容はやがて腎臓にも波及する。脊椎動物が進化するに伴いその内部の構造と機能は複雑化していく。それに対応して、感覚と運動それに神経系が発達していく。

●植物性器官と動物性器官

私たちの身体は、二つの器官、すなわち植物的なものと、動物的なもの、互いに性格の異なる二種の生物が共生しているのである。植物性器官（栄養と生殖の器官）として、消化系と生殖系の諸器官に加えて、高度に分化した呼吸系と、植物にない泌尿系の各器官が新たに加わる。

動物性器官は感覚と運動の器官が双璧であるが、その運動過程には進化とともに、興奮の伝達の担い手として「神経系」の器官群が次第に分化を遂げてくる。

そして、進化に伴って脊椎動物の内部の構造と機能が複雑になるにつれて**植物性器官への動物性器官の進出がはじまる**。植物性器官へ動物性器官の一部が、次第に張り出してくる。

これによって、無脊椎動物の管腔のせん毛運動によっておこなわれていた食物の運搬が、腸管壁そのものの蠕動運動によってなされるようになる。しかもこの運動は、植物性神経を介して腸管の内部からだけでなく、からだの外からの変化にも、いちいち敏感に反応するようになり、しかもそれは様々な腺の分泌運動によって、さらに彩りが添えられる。

植物性器官に現れたこのような興奮性は、私たち人間に至って、ひとつの頂点に達する。諸々の現象を心で感じとり、ひとつの姿にまで仕上げていく。いわゆる「**心情の作用**」**は、このような植物性の興奮と密接な関係があるの**であろう。

「心の動き」という言葉は、この端的な表現であって、ここから私たち人間の心情作用と、植物性器官、特に心臓との切っても切れない関係を知ることができる。「血がのぼる」、「胸がおどる」なども、この心情の動的な側面を、心臓で代表される植物性器官の動きによって、いわば生物学的に表現したものということができる。

脊椎動物では、受容―伝達―実施を営む外皮・神経・筋肉の三層は、それぞれ独自の分化を遂げて、無脊椎動物では見ることのできないような高度に分化した動物性器官を形成するに至るのである。

脊椎動物の歴史を振り返ってみると、これら動物性諸器官の分化はまことにめざましい。次第にその勢力を内臓諸器官にまで及ぼす一方、栄養の大部分を消費してしまうのである。これは脳に分布した豊富な血管によってもはっきりと知ることができる。

ここでさらに注意しなければならないことは、これら動物性諸器官のなかで、神経系、特に脳がしだいに著しい発達を遂げ、人類に至って、ついにある頂点に到達したということである。諸々の出来事を抽象し、これらを事物として概念的に把握するという、いわゆる精神作用は、このようにして生まれたものと言われる。「頭の働き」という言葉は、この端的な表現で、私たちはここから**精神作用と脳との切っても切れない関係**を知ることができる。「切れる頭」、「石頭」、「頭を使う」などの用例は、すべてこの精神の作用を、脳のひとつの働きとして、生物学的に表現したものとしてみることができよう。

私たち人間のなかで、いわば対立の関係にある「こころ（心情）」と「頭（精神）」は、この心臓と脳に由来したもので、それぞれ人体を二分する「植物的な営み」と「動物的な営み」を象徴するものということになる。

心臓と脳によってそれぞれ代表される植物性器官と動物性器官の関係を、脊椎動物史のなかでながめてきたが、そこで一見して分かったことは、**動物性器官が植物性器官を次第に支配するようになる**、というひとつの出来事である。

それは生の中心が、心臓から次第に脳へ移行していくという出来事であって、このことは、「心情」の機能が、次第に「精神」によって凌駕されつつある人類の歴史に見るまでもなく明らかなことであろう。

●身体から捉えた脳　肚・もう一つの脳

わが国には、心身一如という考え方がある。こころと身体は不即不離の関係にあり、身体だけ、こころだけを切り離すことはできない。しかるに、今の脳科学は身体を切り離して、こころを脳だけで捉えようとしている。

古来より、わが国では肚のもつ力を丹田と称して大事にしてきた。頭よりも肚を優先させた。教育においても、今日のように頭脳教育一辺倒ではなく肚を鍛える教育を優先した。頭の良いのを「物知り」と言って、それほど高い評価は与えなかった。肚は、丹田、腹脳、身体脳など時代によっていろんな名で呼ばれている。その鍛錬法は時代によって様々である。座禅、武道、丹田呼吸法、立腰教育、舞踊など。

身体感覚では、こころの問題は脳より肚や身体が優先していることは明白である。現代の空手の達人・宇城憲治は、『脳は身体の一部でしかありません。脳が優先ではなく、「まず身体ありき」であるということです』と述べている。更に、以下のように述べている。

「肚や心をなくした日本人に、今何が起こっているのか。やたらと悩んだり悔やんだり、精神力が弱くなっています。さらに耐える力がなくなっています。社会全体に希望がなくなっています。

弱くなってしまった日本、腑抜けにさせられた日本を強く誇りある姿に戻すにはどうしたらよいのでしょうか。それには、かつてのような肚の据わった、心をもった日本人を取り戻すことです。本来、私たち日本人は、肚が据わった日本人としてのDNA（遺伝子）があるのです。それは祖先から連綿と引き継がれているDNAです。そのDNAにスイッチを入れなければなりません。

現在の私たちの60兆個の細胞にあるDNAにはそういう歴史が受け継がれているわけで、まさにそのDNAを目覚めさせ、そこにスイッチを入れることです。そのもっとも有効な方法として「気」はあると考えられます。一度スイッチが入れば、それは一生抜けることはありません。

ですからできないことを嘆くのではなく、そこに向かっていく努力、気迫が大事です」「気の開発メソッド」（宇城憲治　合気ニュース）

「整体」という大いなる気の医術を樹立した野口晴哉は、こころと身体をつなぐものとして**呼吸、気**を指摘している。そして、呼吸や気を調整することによって、こころと身体の異常を瞬時に治した。

脳の発達によって、人のこころは動いて止まない。まるで根のない浮き草の如くに留まることなく、当てもなくただ波間を揺れ動く。**この揺れ動くこころを不動にするのが、肚である**。肚はこころの根である。大地にしっかりと根を張り風雪に黙々と耐え忍ぶ植物の姿である。動いて止まない頭の中のこころを、**大地にしっかりと根付かせるのが肚のこころ**である。

頭の中のこころを「動物性」とするならば、肚のこころは「植物性」と言い換えることができる。そして、三木成夫が指摘しているように、「動物性」が「植物性」を次第に支配するようになる。つまり、頭のこころが肚のこころを支配し、抑圧する。その結果、肚のこころが脆弱化し、頭のこころを制御することができなくなってしまう。頭のこころが暴走してしまう。これが心身症の正体である。肚のこころの栄養失調とも言えるであろう。

心身症を治すには、肚のこころを強化する必要がある。それが、俗に言う肚を鍛える、肚をつくる、肚ができる、である。肚という大地にしっかりとこころの根を張るということでもある。「肚」という字に「土」という意味を表示しているのはそのためである。つまり、先人たちはその理を知っていたということだ。

●子供の成長過程から脳の三層構造を捉える

育児で大事なこと。

何よりも健康であること。強く逞しい心身で、活き活き溌剌と生きるように育てることが第一である。

単に安全無事を拠り所として、丸々と肥らせることは、育てるとは言えない。どんな環境にも耐え、苦にしない、明るく、大らかな子供に育てることが大事である。

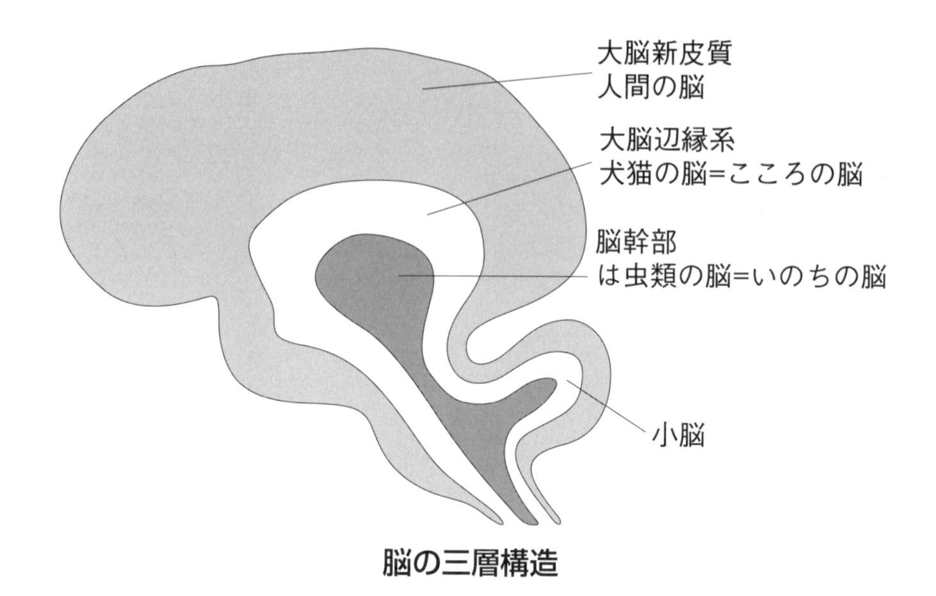

脳の三層構造

乳児期の生後13ヶ月間は、子育てで最も大事な時期。人間の一生の基礎をつくる大切な時期として、母親は赤ちゃんの生活を守り育てなければならない。**栄養の充実は生涯において最も重大である**。生物として、動物としての逞しさ、強さが育つ時期である。脳の三層構造では脳幹部の礎が育つ時期である。この時期の不安や不快によって生じた潜在意識の歪みは、大人になってもこころに大きな影を落とす。意識以前のこころの方向として働きつづける。

生後13ヶ月から満３歳の幼児期では、無意識に受け入れる刺激の選択が最も大切である。運動、感覚を育てる時期であり、優しさが育つ時期でもある。脳の三層構造では情動脳である大脳辺縁系の礎が育つ時期である。

３歳から５歳の小児期は大脳皮質が育つ。意識的自分の確立される時期。従って、この時期は意識的行動の基礎をつくるべきとき。その影響は成長の後に大きい。脳の三層構造ではヒトがヒトたる所以である大脳皮質（前頭前野）の礎が育ち始める時期である。

それ故、3歳前後までは厳しく子供を育ててはいけない。子供の快感を大事にして育てなければならない。ものごとの善し悪しが分かるようになるのは、大脳皮質が発達してくる3歳を過ぎてからである。当然、躾を始めるのは3歳以降である。

わが国では昔より、「**三つ子の魂百まで**」という子育ての格言がある。3歳までが子育ての要所であるという意味である。この期間に、子供の生物として、動物としての強さや逞しさを育て、優しさや豊かな情緒の元になる情動を健やかに育てる。この期間の子育てを軽視し、手抜きをして後からその欠損を補おうとしても無意味であると強く諌めた言葉でもある。

3歳までの子育てに失敗すると、成人になってから脳の三層構造の脳幹部と大脳辺縁系、大脳皮質の連携がスムーズにいかなくなる。不安や怒り、悲しみなどによってこころが常に動いて止まない。こころが安定せず、静寂なこころを保てない。情緒不安定で、少しのことで動揺し、ストレスから安易にうつ病なる。安易に、情動から突き動かされる性的衝動や食欲を暴走させてしまう。

筆者が独自に開発した**心音セラピー**の臨床結果からも、子供の成長と脳の三層構造の関係を裏打ちするようなデータが出ている。心音セラピーは8歳前後までの子供の病気に対して有効であるが、3歳前後を境にして治療効果が明らかに違う。歴然とした治療効果の差を認める。3歳未満の子供には大変よく効く。その中でも特に、生後13ヶ月未満の子供には著効する。この心音セラピーの治療結果から、3歳までは脳の三層構造の関係性はまだ固定していなく、修復する余白が残されていることが推測される。

ちなみに、心音セラピーとは、母親の心音を子供の２ヶ所のツボ（「命門」と「身柱」）に通電する治療法である。心音セラピーの詳細は、拙著「母子の絆を強く心音セラピー」（KK ロングセラーズ）を参考にされたい。

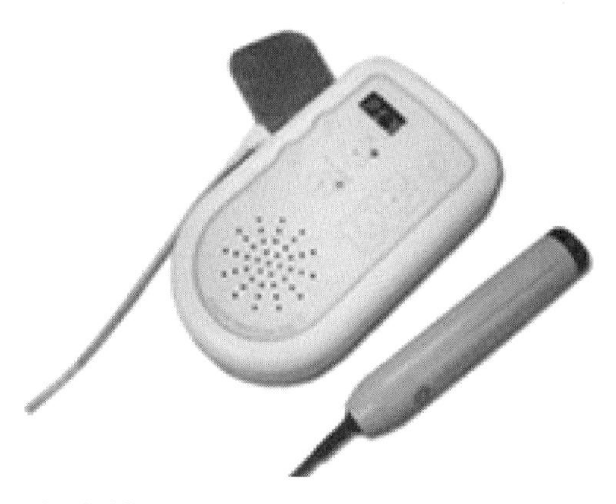

心音装置　mama heartone 932

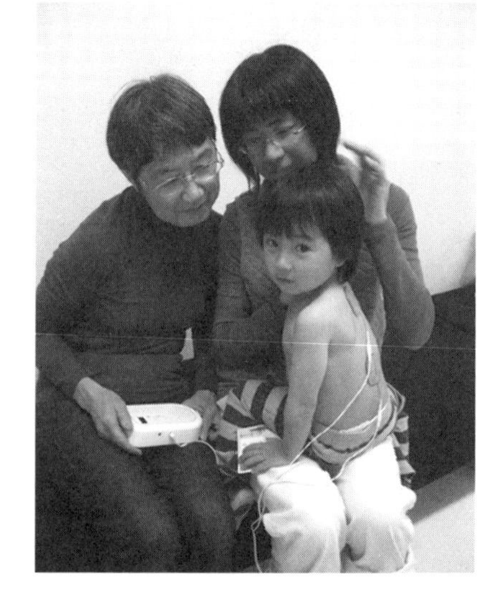

1920年、インドでオオカミに育てられたおよそ2歳と8歳ぐらいの二人の少女が発見された。アマラと名づけられた2歳の少女は間もなく亡くなったが、カマラと名づけられた8歳の少女は、その後8年間ほど生きた。

救い出されたときは、顔かたちは人間だが、すること、なすこと、まったくオオカミと同じで、日中は暗い部屋の隅で眠っているか、ウトウトしているか、あるいは、顔を壁に向けたまま、ほとんど身動きせずにジッとしているか、夜になると、当たりをうろつき回り、夜中には三度オオカミのように遠ぼえまでする。手を使って食べるのではなく、ペチャペチャ舐めて食べる。

救い出されたときは、人間のように二本足で立って歩かずに、オオカミのように、両手と両膝で這ったり、両手と両足を使って走る。言葉は一言も喋れず、聞き分けることもまったくできなかった。

人間には一向に懐こうとはしないで、他の子供が傍に寄ってくると、歯をむき出して、嫌な声をたてる。

3年ほどして、支えるものなしで両足で立って歩くようになったが、急ぐときは四本足で走り回った。4、5年して、喜びや悲しみの心を表現するようになったが、言葉は死ぬまでに45語ほどしか使えなかった。そして、知能は三歳半の子供ぐらいだった。

一応、このオオカミに育てられた少女は、形のうえでは人間の姿をしているが、その心と行動は人間ではない。つまり、人間は人間に生まれ、**人間になる。人間として生まれただけでは人間として育たないのである。**

●生物進化史からみた自律神経

自律神経の原形を探るために、解剖学者・三木成夫の世界を交えながら以下に論じてみる。

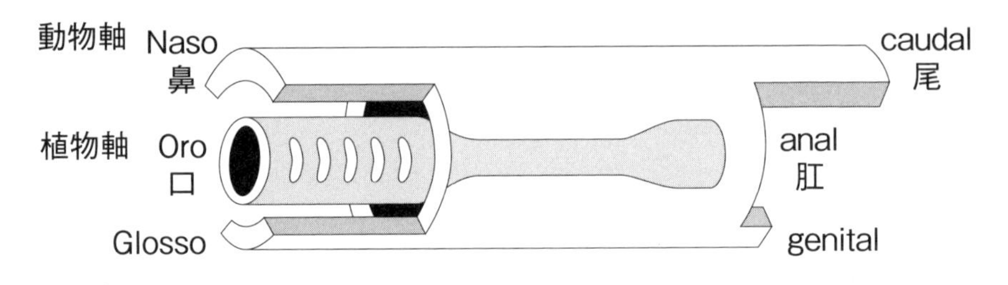

三木成夫著　生命形態学序論　うぶすな書院より

ヒトの身体は内臓などに代表される植物性器官が内側にあり、感覚－神経－運動の働きをする動物性器官が外側にある。植物性器官は本来、吸収及び排出をおこなう腸管及び腎菅だけからなるが、動物の分化とともに運搬をおこなう血管系が、腸管から分かれてその背後に形成され、とくに動物性器官の栄養と循環を司るようになる。

そして、植物性神経（自律神経）は、腸管と血管（背側大動脈）の壁にそれぞれ独自の方法で、時期的にずれて発生する。前者が副交感神経、後者が交感神経である。つまり、**交感神経は血管、副交感神経は腸菅**にその起源をみることができる。

これまでの現代医学の解釈では、神経は中枢神経系と末梢神経系に区別され、中枢神経系は脳・脊髄、末梢神経系は体性神経系・自律神経系に分かれ、更に体性神経系は感覚（知覚）神経と運動神経、自律神経系は交感神経と副交感神経に区別される。筆者は、このような神経の講義を学生時代に受けた記憶がある。

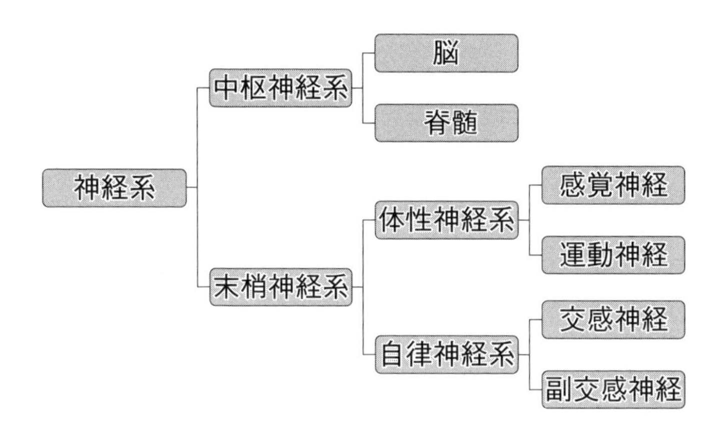

しかしこのような解釈では、自律神経の真の姿は見えてこない。知覚神経・運動神経と自律神経の関係性が見えてこない。特に、交感神経の特性を十分に理解することができない。知覚神経・運動神経・交感神経は、三**位一体**になっている。

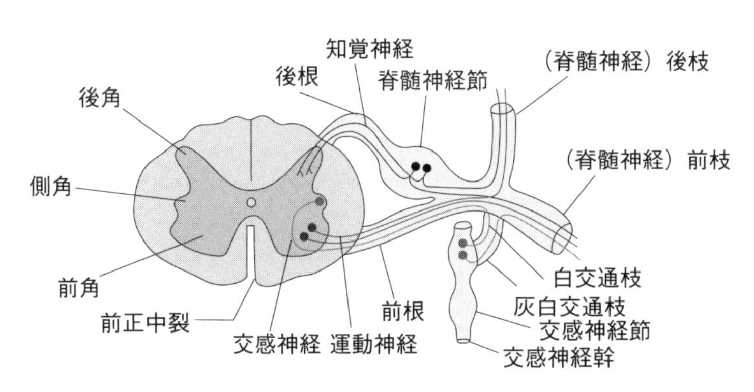

知覚神経・運動神経・交感神経　三位一体

自律神経系の交感神経は内臓という植物性器官だけではなく、体性神経系の知覚神経・運動神経とも三つ巴に複雑に絡み合っているのである。それ故、交感神経は鍛えた人とそうでない人では神経線維の太さに違いがでてくる。

そして、交感神経は血管運動を介して植物性器官の知覚と運動（蠕動運動）にまで大きく影響を及ぼしている。すなわち動物的な向背運動の上に、より植物的な表現運動が加わり、ヒトではこれがもっと豊かな色彩を帯びるようになる。交感神経によって**内外の諸々の変化は血管運動という別の形に翻訳**され、ここから心の動きという、特に人間において豊かに発達した表現運動が見られるようになったのである。

このように、交感神経によって植物性へ動物性過程が介入し**支配**していく姿を見て取ることができる。

迷走神経（副交感神経）は、内臓の**粘膜下の筋層**に分布し、内臓の蠕動運動を支配する。一方、交感神経は**動脈**に蔦のようにからまって体内の血液を、内臓系にやるか体壁系にやるかを取り仕切っている。

体壁系（からだの外側）の交感神経節には幹神経節と腹腔神経節（太陽神経叢など）がある。幹神経節は、感覚 - 運動という**動物的**な機能を受け持つ。腹腔神経節は、吸収 - 排泄という**植物的**な機能を調和させる働きを持つ。

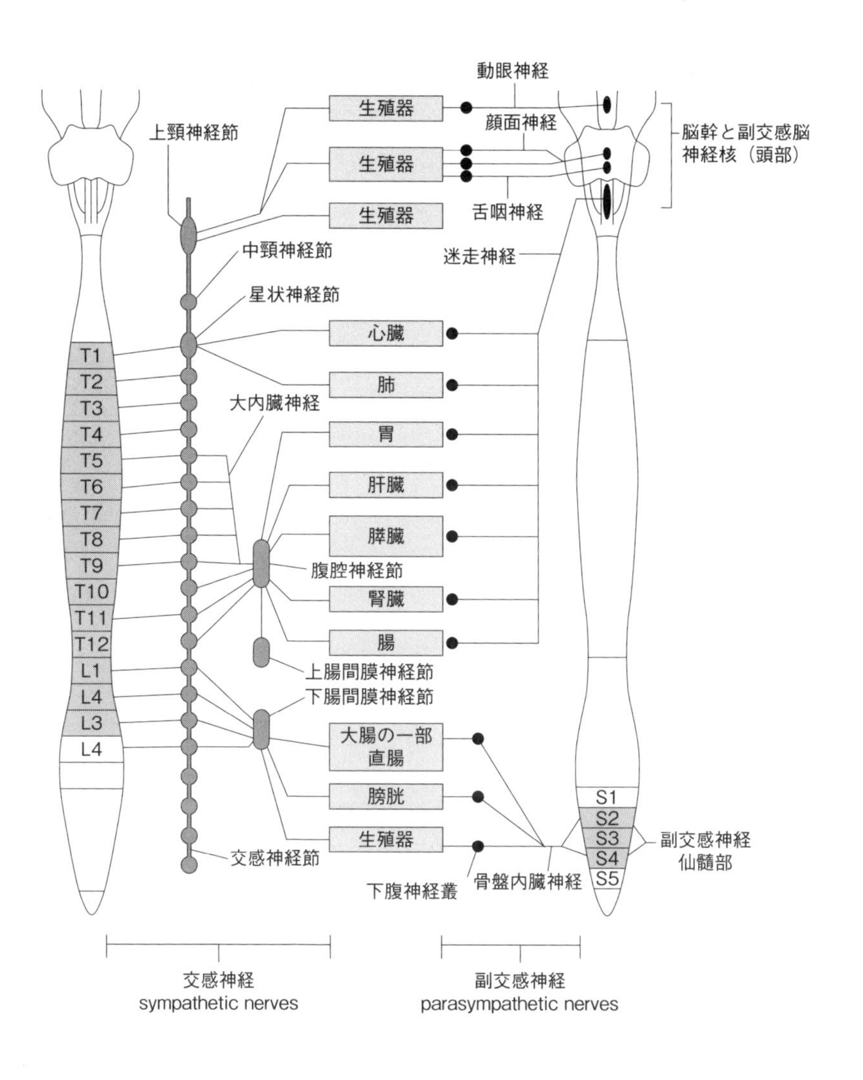

●迷走神経と副交感神経

副交感神経は、交感神経とともに自律神経系を構成する末梢神経で、**脳**

から出るものと脊髄の**仙髄**から出るものとの二つがある。迷走神経は第10脳神経で、延髄に出入し、咽頭、喉頭、食道更に胸腔（肺、心臓）や腹腔（肝臓、腎臓、胃、大腸、小腸など）に分布する。脳神経でありながらはるばる腹腔にまで下行して分布するところから、この名がある

一方、仙髄から出た副交感神経は、**直腸**、**膀胱**、**生殖器**に分布する。頭蓋骨、仙骨はともに球である。つまり、迷走神経と副交感神経は上下の二つの球から出ている末梢神経と考えることができる。**迷走神経と副交感神経では、その出自が違うのだ！**

脊椎動物の歴史を振り返ると中枢神経は脊髄から発生したものであることが分かる。その中の延髄は、吸収系の入口である鰓腸を支配する**鰓脳**として発生したものである。

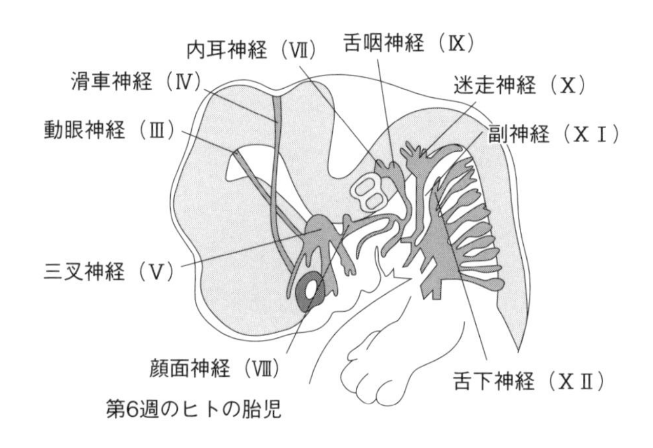

第6週のヒトの胎児

原始魚類の延髄には鰓弓の感覚と運動を支配する神経（**三叉神経**、**顔面神経**、**舌咽神経**、**迷走神経**）が一列に並んで出入し、その内部にはその神経核が規則正しく配列する。この中で最後尾の迷走神経は、食道から腸管の大部分を支配するが、その途中で鰓腸の付け根を占める心臓へ枝を出

す。すなわち魚類は、これらによって水を呼吸し（えら呼吸）、獲物を飲み込み（魚食）、心臓の動きを助ける。

このことから、延髄は吸収-循環という植物性過程の前半部を支配する。延髄なくては栄養も酸素も全身に運ぶことができない。このように延髄は植物性神経系の重要な一翼を担っていることが分かる。

この関係は動物が上陸してからも変わらない。脊髄の末端部（仙髄）に丁度、延髄と対照的な排出という植物性過程の後半部を支配する中枢がある。**延髄と仙髄は、植物性過程の入口と出口をおさえる**。この両者は交感神経系と拮抗的に働くので副交感神経系と呼んでいる。

●「7の観音開き」と迷走神経調整

胸椎1番から胸椎7番の7椎間の左右に肩甲骨がある。この7椎間には、「7の観音開き」の数理が隠されていることは先に述べた。7つの玉が上下の2つが基点となって、その間の5つの玉が左右に開く原理である。合計12ある球は、12脳神経に対応している。

具体的には、上下の2つの基点が視神経と嗅神経、残りが動眼神経、滑車神経、三叉神経、外転神経、顔面神経、内耳神経、舌咽神経、迷走神経、副神経、舌下神経である。そして、左側に開くのに顔面神経、三叉神経、迷走神経、舌咽神経などがある。

それ故、野口整体の顔面神経麻痺や三叉神経痛、迷走神経操法に胸椎3、4番左三側を使うのには大変納得がいく。

野口整体では、

頚椎７番は迷走神経の張力、胸椎３、４番左三側は迷走神経を抑制する。

気管支喘息のケースで考えてみる。

気管支喘息は迷走神経の過敏状態なので、まず頚椎７番の操法して、しかる後に胸椎３番４番左三側の操法をおこなう。逆にすると、喘息発作が悪化すると野口整体では言われている。この野口整体の迷走神経操法を、鳴門の渦潮に例えて解説してみる。

海水が渦の中心に向かって渦巻く原理が１・６水局、頚椎６番の治療である。渦の中心は頚椎７番直下の「**大椎**」である。渦の中心から引き込まれた渦は、次第に下方へと引き込まれていく。渦の勢力が弱いと渦はすぐに消えてしまうが、強いとグングンと下方へ巻き込まれて最終的には海底に達する。背骨の７の数理から底が**胸椎７番左一側**であることが分かる。この渦の下方へと巻き込む力を、野口晴哉は迷走神経の張力と言ったのであろう。

気管支喘息などの迷走神経が過敏な状態とは、渦の下方への巻き込みが弱い状態である。渦が発生してもすぐに消滅してしまう状態を迷走神経の張力が弱い。こうゆう状態になると、喘息発作が起きたり、心臓の収縮力が弱くなり動悸や息切れが起こってくる。それ故、渦の巻き込みを強くすることが治療の第一歩となってくる。

迷走神経の張力については何となく理解できるが、迷走神経の抑制が今一つよく分からない。渦の巻き込みを強くするだけでは不十分で、その後に迷走神経を抑制するとは？　そこで、うつ病の操法から迷走神経の抑制について考えてみる。

うつ病では、まず先に胸椎３番４番左三側で迷走神経を抑制する。しかる後に、頚椎７番の操法をおこなうと迷走神経の張力が増し覇気がでてくる。なぜ、気管支喘息と手順が逆になっているのか？　そのようにしなければならない理由とは？

抑うつ状態になると無気力になり何もしたくなくなる。このような状態のうつ病患者に元気を出せと叱咤激励し、交感神経を鼓舞しても到底無理があることは明白である。それ故、迷走神経からのアプローチには十分に納得はできる。

抑制には、高ぶろうとする感情、激しい欲望、衝動的な行動などを抑えるという意味があるが、野口晴哉はこのような意味合いでこの言葉を使ったとは考えにくい。残された書を読んでみると、我慢して耐え忍ぶ「忍耐」とは異なり、身体から自然と湧き起こった無理のない抑えた状態を「抑制」と野口は言っていることが分かる。また、忍耐はひょんなときに醜さが現れるが、抑制は美しい。抑制の効いた身体は嗜（たしな）みがある。

以上から、力むことなく身体の裡（うち）から自然と耐える力が沸き起こってくる状態に導く、これを迷走神経の抑制と言ったと思われる。何という繊細で、奥深く、的を射た治療であることか！ただやみくもに、薬で症状を抑え込むだけの精神科や心療内科の治療とは一味も二味も違う。

ここで再び、話を気管支喘息の治療に戻そう。「大椎」から下方へ渦巻く力を強くすると、「7の観音開き」の原理によって迷走神経は胸椎3、4番左三側へと開かれる。しかし、気管支喘息の患者は肩甲骨周りが硬直しているのでこの開きがうまくいかない。そこで左の肩甲骨を開き切ること、これを気管支喘息における迷走神経の抑制と言ったのであろう。

気管支喘息の実際の治療では、まず、頸椎６番を１・６水局させる。

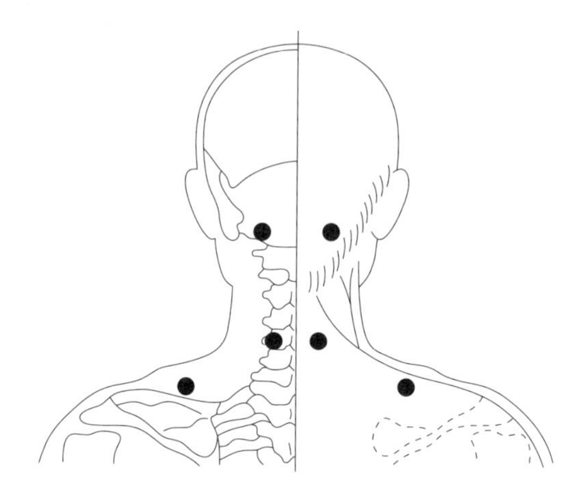

その際、迷走神経は延髄と密接な関係にあるので、後頭部の２点を左右の「風池」と「風府」の３点に変更する。それに、「大椎」を加えた合計８つのツボを取り、渦潮の音を通電する。迷走神経の張力を強化する治療である。

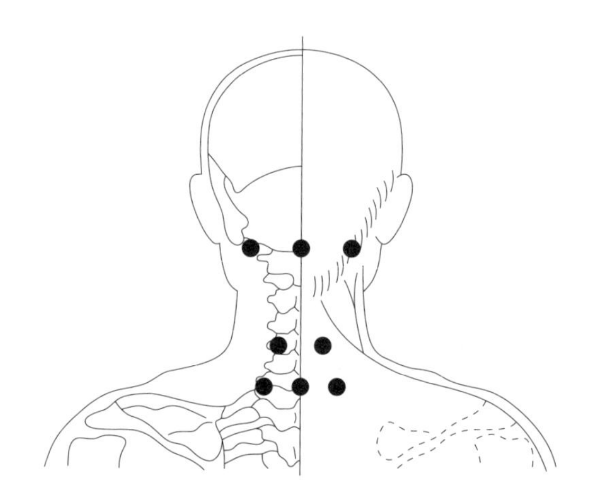

しかる後に、左肩甲骨の際の胸椎３番４番左三側で左肩甲骨を開き、呼吸器を活性化させる。

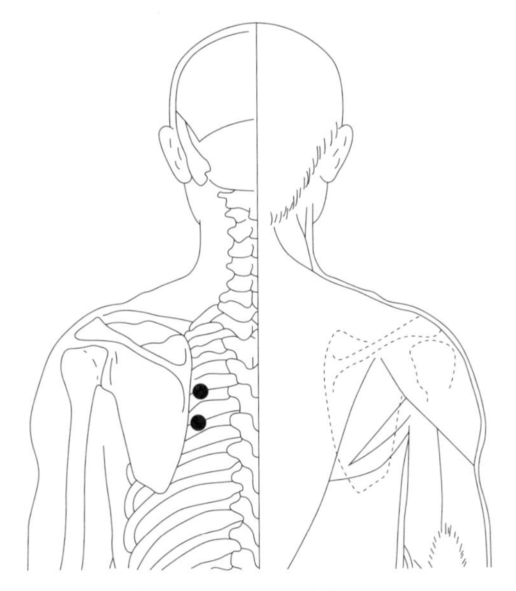

胸椎３番４番左三側

この迷走神経の調整によって、気管支喘息の改善は勿論のこと、深く眠れるようになり、便の排泄もたいへんよくなる。それ故、気管支喘息の患者のみならず副交感神経優位な患者の不眠症や便秘、肩こりなどにもよくおこなう。

うつ病の場合は、まず胸椎３番４番左三側で固まった左肩甲骨の際を弛めて硬直した肩甲骨を開き切る。浅かった呼吸をゆっくりと大きくし、心身をリラックスさせる。しかる後に、気管支喘息の治療のときと同様に

「大椎」を加えた合計８つのツボを取る。最初から力づくで渦の巻き込みを強くしないということだ。

何はともあれ、まず萎縮した呼吸を大きく広げ、かつ閉じこもったこころを開放させることが、うつ病の治療では大事になってくる。

・・・・・・・・・・・・・・・・・・・・・・

野口整体の迷走神経操法から、画期的な治療法が新たに見つかった。そのヒントは、野口晴哉から直接指導を受けた二宮整体・二宮進の晩年の関節リュウマチ治療にあった。ネット上に、その治療点として頸椎６番一側、胸椎７番左一側、腰椎３番一側、尾骨と記されていた。

なぜ、これらの治療点が関節リュウマチに著効するのだろうか？　と筆者は随分と悩み考えあぐねた。そして、その原理が「７の観音開き」と背骨の７の数理にあることに思い至った。腸骨もまた、肩甲骨と同様に左右へごくわずかではあるが開く。腸骨を開くことによって、仙骨の５・10土局した閉鎖空間を開いて大腸、膀胱、生殖器へと繋がる副交感神経を活性化させる治療であることを理解することができた。

気管支喘息やうつ病は植物性過程の入口（延髄）の治療であるが、自己免疫疾患の関節リュウマチの治療は植物性過程の入口（延髄）と出口（仙髄）をおさえた治療である。大本教で言われている「不二と鳴門の仕組み」の原理でもある。それ故、筆者はこの画期的な治療法を「不二と鳴門の治療」と命名した。９回裏のツーアウトから満塁ホームランを打つミラクルな逆転劇、起死回生の妙法である。

関節リュウマチに限らず自己免疫疾患すべてに効果があると考えた筆者

は、シェーグレン症候群の女性（47歳）にこの治療をおこなってみた。すると、4、5年前からの眼の乾き、不安、無気力、食欲不振、不眠、肩・手足の痛みなどの多彩な症状がたった1回の治療で半減した。驚くべき治療効果であった。その詳細は、別の機会に譲りたい。

●背骨の一側、二側、三側

野口整体には、鍼灸治療のような「ツボ」という言葉はなく、背骨の調整では一側、二側、三側、（四側）という言葉を使っている。それぞれ椎骨（棘突起）の際から、その本人の指で、指一本分の幅が一側、二本分目の幅が二側、三本分目の幅が三側となっている。

◇一側について

一側とは、棘突起の際、約1センチ以内の場所を言い、迷走神経を調整する急所である。

◇二側について

二側とは、棘突起の約1～3センチ外側の、筋肉がわずかに隆起した場所のことで、ちょうど背中の脊柱起立筋の頂上あたりである。

通常、二側は骨格の歪みを調整する場所である。また、この部位で交感神経の緊張を弛めることもできる。

◇三側について

三側は棘突起の3～6センチ外側で、内臓の働きと関連がある。

◇四側について

四側は棘突起から６～10センチ外側にあり、運動系、リンパ系、交感神経と関係の深いところで、体幹および四肢の痛みを調整するときに用いる。

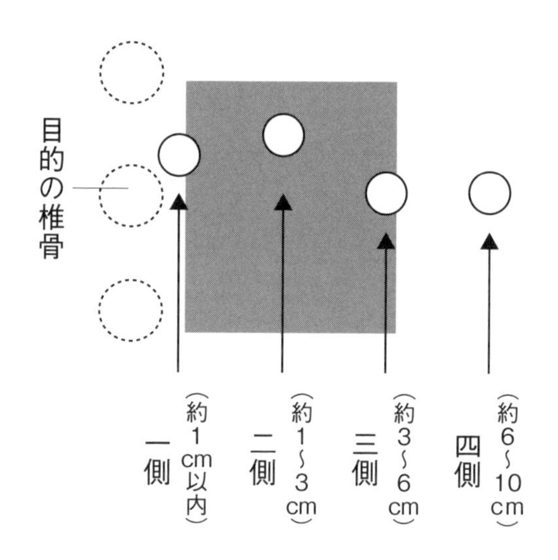

●交感神経の調整

交感神経の過剰緊張で眠れない、イライラ、落ち着かない、怒りっぽいなどのケースでは、左胸椎７番、右胸椎８番と胸椎９番一側を取穴して、水溶性ホルモンのストレスホルモンであるアドレナリンを調整する。しかる後に、胸椎８番左二側で過剰な熱を抜いて交感神経の緊張を鎮める。先に述べたのでここでは省略する。ここでは、パニック障害について述べてみることにする。

交感神経の緊張と大脳が強く結びついたのがパニック障害である。パニック障害の身体的特徴は、**脳の緊張と交感神経が強固に結びついた心理的緊張状態**にある。

それ故、ほんの些細な刺激でも交感神経が過剰に反応して脳の緊張を引き起こしパニックになる。意識ではどうすることもできないほどに強固に脳と交感神経が結びついているので、パニック障害の治療は交感神経の興奮を抑えるだけでは不十分である。脳と交感神経の強固な結びつきを遮断しなければならない。

通常では、交感神経が過剰緊張しても一晩寝れば、少し時間が経てば鎮まってくるが、パニック障害では交感神経の緊張が大脳と直結して一種の電気的な回路を形成している。それ故、ストレスがかかれば自動的にこの回路が作動してパニックの発作が起こる。

治療で大事なことは、この回路のスイッチを切ることに尽きる。これができないとパニック障害は治せない。その部位が、胸椎８番左一側二側である。胸椎８番左一側の緊張（大脳の緊張）が交感神経（二側）と結びつき、ある種の心理的緊張をつくっている。

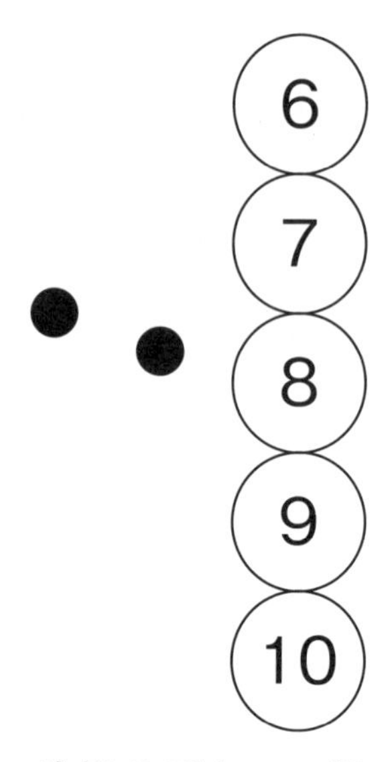

胸椎８番左一二側

補助的に、大脳の緊張を取り除くために頭頂部の「百会」と手のひらの「労宮」を加える。「百会」の治療は、図のように「百会」の周囲に４点とる。

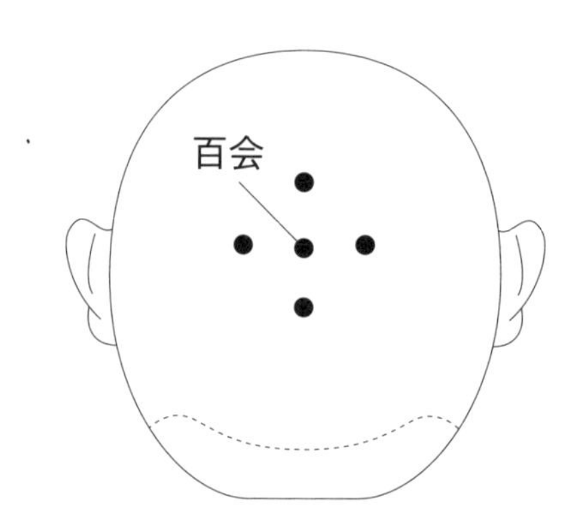

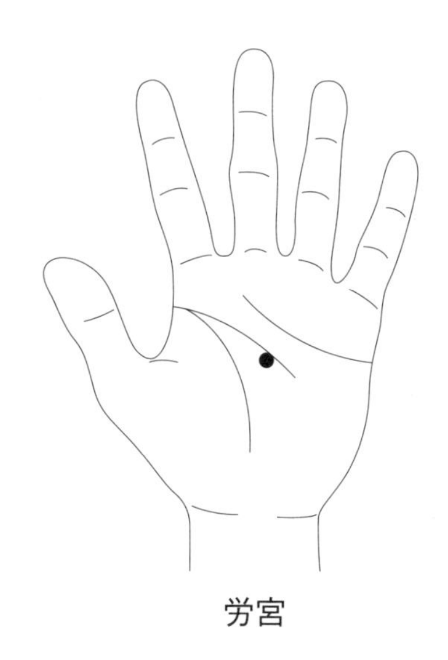

労宮

「労宮」は、野口整体では**鎮心の急処**と言われている。「整体法の基礎」（野口晴哉）には以下のように記されている。

「相手と並んで坐ります。相手の掌の真ん中を、拇指で押さえます。これが構えです。ここは鎮心の処です。ここをちょっと押さえるだけで、相手の体勢を自由に崩せるのです。息を吸い込んでいる時にやれば、すぐ崩せる。息を吐いている時は、全然動かない。手が軽くなって来た時に押さえれば、いくらでも動かせるのです。それを、手の真ん中でやるのです。一人で気張って押す人もあるが、力ではないのです。相手の呼吸によるのです。」

「労宮」は、頭の過敏を鎮静し、心を鎮め、焦り、不安、不満など頭のモヤモヤした状態を解消する。左右の違いは、左労宮は心臓の機能と関係していて、生理的に心臓が悪いとき、つまり不整脈、動悸、心悸亢進などのときに用いる。右労宮は感情・心理と関係していて、不安、焦り、心配などがあるときに用いる。

筆者は交感神経の調整する際には、新潟大学医学部教授・阿保徹の「白血球の自律神経支配の法則」を参考にしている。白血球には大別すると顆粒球、リンパ球、マクロファージがあり、そのうち顆粒球とリンパ球は他の臓器と同様自律神経の支配を受けている。顆粒球とリンパ球はアドレナリンレセプターとアセチルコリンレセプターを発現しており、交感神経の緊張が持続すると顆粒球が過剰に産生され、反対に副交感神経が優位になるとリンパ球の産生が促進される。

血流中における白血球の分布はマクロファージ５%、顆粒球54～60%、リンパ球35～41%という割合で存在している。しかし、交感神経緊張が長く続くと、その支配を受ける顆粒球の数は増加し、その比率が65%以上になると自らが放出する活性酸素や酵素によって細菌のみならず健全な組織をも破壊してしまうリスクが高まってくる。多くの病気はストレスを受けて免疫抑制状態になって発症するが、ストレスをもっとも早く感知するのは免疫系である。末梢血のリンパ球比率やリンパ球総数は敏感にストレスに反応している。　一方、運動不足などで副交感神経が優位になりすぎるとリンパ球が増加してアレルギー関連の問題が起こりやすくなる。

リンパ球が35%以下、顆粒球が65%を超えたら交感神経の緊張、リンパ球が41%を超えたら副交感神経優位と筆者は診断している。但し、確定診断ではなく、あくまでも参考の指標の一つとしている。最終的には、自覚症状や治療の反応等でもって総合的に判断する。当然、副交感神経優位なケースは、交感神経の調整とは全く異なってくる。交感神経に比べて副交感神の調整ははるかに難しい。

●内分泌

内分泌の器官でつくられるホルモンは「体の調整役」として、神経と協力して、全身の臓器や血管、代謝機能などを調整する。ホルモンは体の状態や成長の時期に合わせてつくられ、少ない量で強力に作用する。

ホルモンとは、体内の生理活性物質を指す。下垂体、松果体、甲状腺、副腎、性腺（精巣・卵巣）、膵臓、腎臓、胃、腸などでつくられる。その特徴は、栄養分などとは違ってごく微量である。

それは、ホルモンが**情報伝達物質**であるからである。情報は、微量であればあるほどより正確に伝える側に伝達されるという特徴をもつ。情報伝達系が少しでも狂うと、システムに多大な影響を及ぼす。それ故、ごくわずかな間違いも許されない情報系には常にフィードバックがかかっている。そして、その構造は三重構造になっている。**三つ巴は自然界の最も安定した構造**のひとつである。

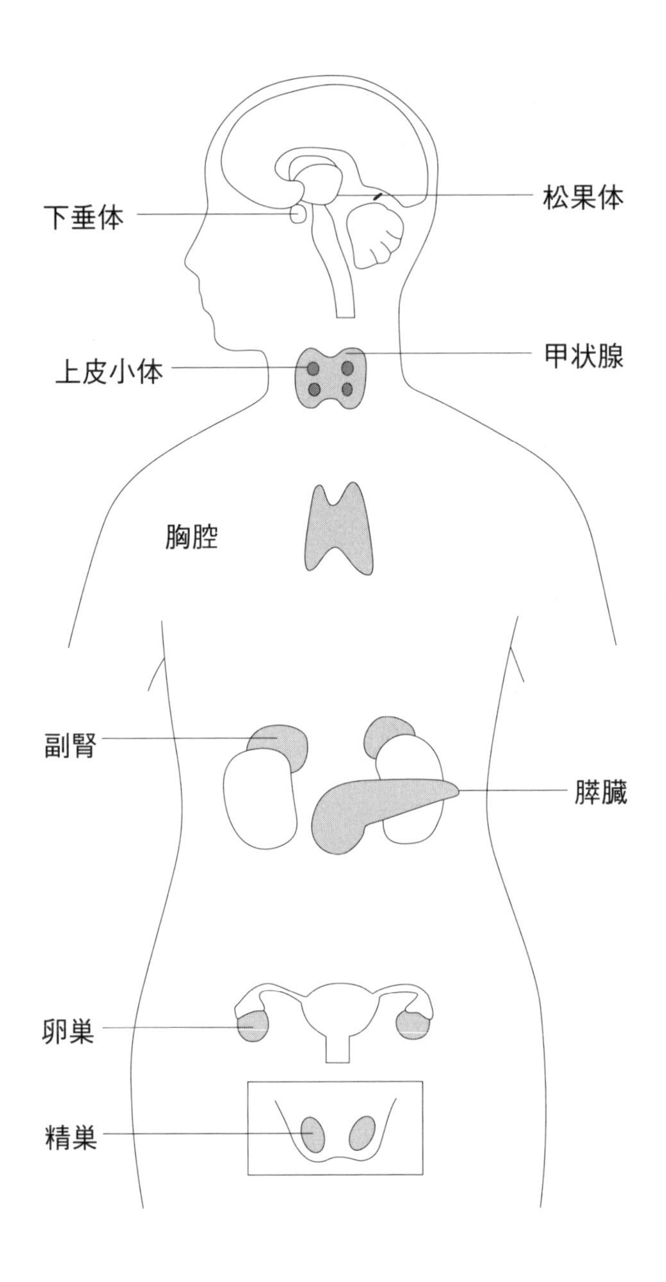
松果体
下垂体
甲状腺
上皮小体
胸腔
副腎
膵臓
卵巣
精巣

例えば、ストレスに反応するシステムにHPA軸がある。視床下部、下垂体、副腎の間でフィードバックのある相互作用をおこない、制御している神経内分泌系である。ストレスが加わると、その刺激は大脳辺縁系から視床下部に及び、視床下部からＣＲＨが分泌され、それが下垂体からＡＣＴＨを分泌させる。すると、副腎皮質からコルチゾールが分泌される。

コルチゾールの血中濃度が高まってくると、「これ以上ホルモンの分泌を促す必要はありませんよ」という情報を副腎皮質は上位の視床下部や下垂体へ送信する。そして、情報を受け取った視床下部や下垂体は、ホルモンの分泌を促す刺激ホルモンの分泌を抑制するために「抑制ホルモン」を新たに分泌し調整する。

逆に、ホルモン量が少ないと副腎皮質は刺激ホルモンの分泌を促す情報を送る。このように、視床下部、下垂体、副腎の三つ巴になって血中のホルモン濃度は管理され、制御されているのである。

●下垂体

一般に、生物は呼吸をする。ごく下等な動物では個々の細胞がめいめいにおこなっていたものが、時とともに構造が複雑になってくると、そこでは当然ひとつの秩序をもった動きが要求されてくる。魚では、口から吸い込まれた水が両脇に一列に並んだ鰓孔から外へ吐き出されるときに、ガス交換がおこなわれる。いわゆる鰓呼吸であるが、この鰓は腸管の前の部分に当たり、鰓腸と呼ばれる。

鰓腸は、生物が海から陸へ上陸することによって様々なものに変貌する。鰓孔が全部消えて、その後端が膨らみ肺となる。鰓腸が退化して細くなり、首ができる。首は鰓が退化してできたものである。そして、首の前壁の筋肉の一部が剥がされて、はるばる胸の底まで下りてできたのが横隔膜である。他には、舌、咀嚼筋、表情筋、嚥下筋、発声筋、胸腺、甲状腺など。

ヒトの口から咽喉にかけては、今尚、鰓腸の面影を残しており、鰓腸由来の器官の形成過程における根原のかたち（根原形象）を観ることができる。生きた古代形象なのだ。たとえば、下垂体の前葉は**口蓋上皮のラトケ嚢**が陥入して形成されることから、下垂体と鰓腸は関連があることが推測される。つまり、ホルモンを統合している指令センターである下垂体と鰓腸は決して無関係ではないということだ。

下垂体は大きく２つの部分に分けることができる。前下方にある部分（前葉）と、後上方にある部分（後葉）である。後葉は、神経性下垂体と呼ばれ、視床下部の神経細胞の軸索が下方へ伸びて形成される。前者は**内胚葉**、後者は**外胚葉**由来である。前葉からは、副腎皮質刺激ホルモン、成長ホルモン、プロラクチン、甲状腺刺激ホルモン、黄体形成ホルモン、卵胞刺激ホルモン、後葉からオキシトシン、抗利尿ホルモンホルモンが分泌される。

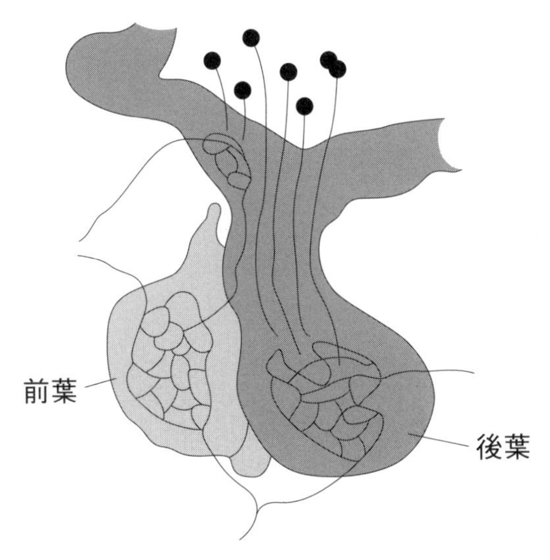

下垂体の前葉と後葉

内分泌系を調節する総元締めの役割をする脳の下垂体の成り立ちは、下から突き上げてくる口蓋上皮のラトケ嚢と上から下方に伸びてくる視床下部の神経細胞の軸索。こういった下垂体の成り立ちは、下からの上昇流と上からの下降流が頭蓋底の窪みで合流してできた球として捉えることができる。気の原理では、水火合一した球となる。下からの上昇気流が「陽」、上からの下降気流が「陰」となる。かつ、下垂体、甲状腺、副腎、性腺（精巣、卵巣）は腎臓と同様に1・6水局している。

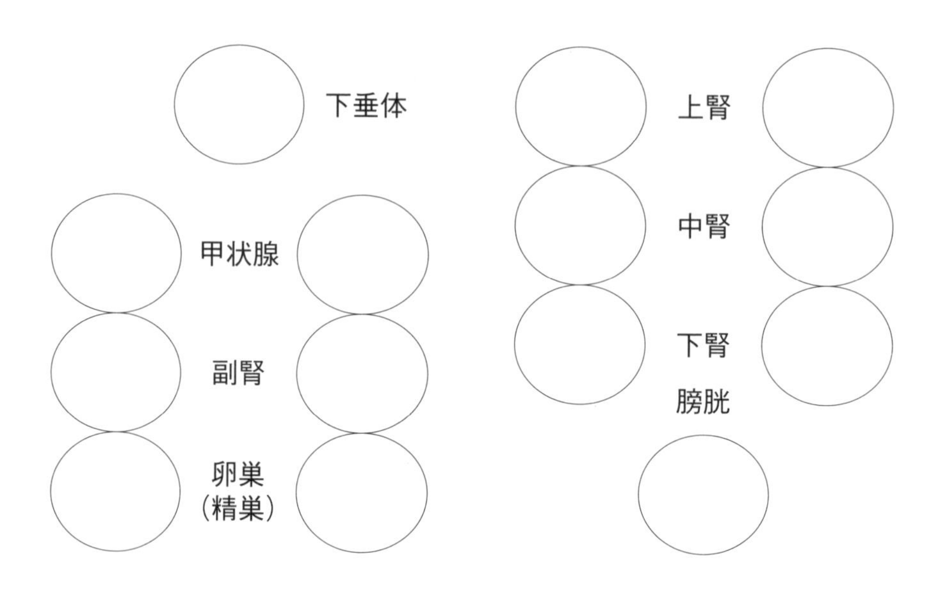

下垂体は鰓腸の面影を色濃く残した器官である。鰓腸由来の他の内分泌器には胸腺、甲状腺がある。そして、甲状腺と副腎はシーソーの関係になっている。つまり、下垂体、甲状腺、胸腺それに副腎は鰓腸と深い繋がりがある。鰓腸は進化の過程でその姿は消したが、今尚、私たちの呼吸や内分泌系に多大な影響を及ぼしている。まるで、偉大な教師が、その教え子たちに死後にも多大な影響を及ぼしているが如くに。

●下垂体と蝶形骨

下垂体は、蝶形骨のトルコ鞍という窪みにスッポリと嵌りこんでいる。まるで封じ込められているかのように。蝶形骨は頭蓋底のほぼ中央部にあり、羽を広げた蝶のように見えることからこの名がついたと言われている。

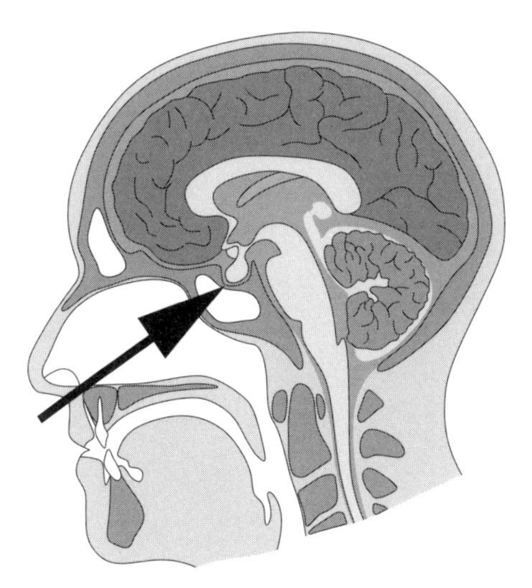

下垂体

ヒトの成人の蝶形骨は、1つの体と3対の突起（大翼、小翼、翼状突起）よりなる。蝶形骨は頭蓋骨の他のパーツとのつなぎ目が多く、9種の周囲の骨と相接しており、それらは後頭骨、側頭骨、頭頂骨、前頭骨、篩骨、鋤骨、上顎骨、口蓋骨、頬骨である。

・蝶形骨は後頭骨、側頭骨、頭頂骨、前頭骨とダイレクトに接している唯一の骨である。
・蝶形骨は鼻腔を介して外部と接しており、鼻呼吸によって冷却されている。
・蝶形骨のくぼみに脳下垂体がスッポリと嵌っている。

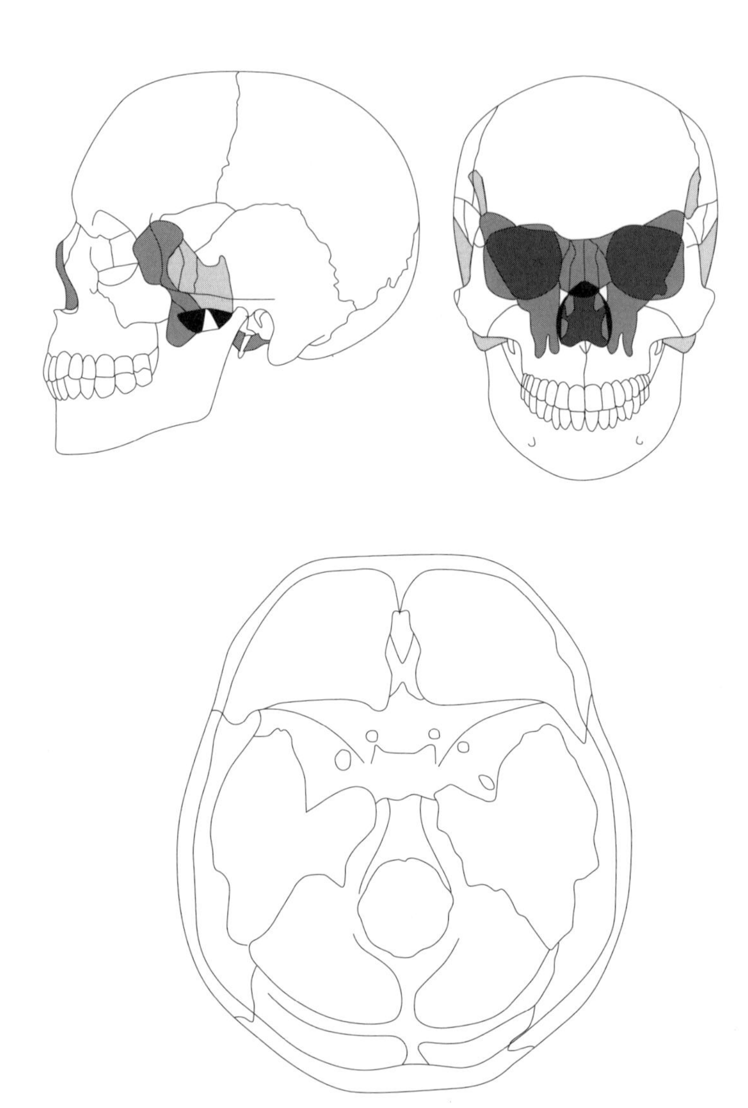

羽を広げた蝶のように見える蝶形骨

これらの蝶形骨の形状や特性から判断して、もし蝶形骨が振動していたらどうであろうか？　蝶形骨の振動は、ダイレクトに接している後頭骨、側頭骨、頭頂骨、前頭骨に伝わることは明白である。つまり、脳がスッポリと嵌りこんでいる頭蓋骨全体にその振動が伝わることになる。そして、この振動によって**脳が冷却される**としたら？　現に、熱音響冷却システムがある。熱音響現象は、廃熱をエネルギー源としてモノを冷却することができる。一種の共鳴現象で、鳴り釜と呼ばれる「吉備津の釜」もそうである。

蝶形骨が振動し、その振動で脳そのものが冷却されているとしたら、蝶形骨のトルコ鞍という窪みにスッポリと嵌りこんでいる下垂体は殊更に熱の停滞に弱い器官と言えるのではないだろうか。**冷却こそが下垂体のキーワード**となるのでは？

そう言えば、空気の通り道である鼻腔と下垂体は意外と近い位置関係にある。下垂体の腫瘍は、鼻に内視鏡を挿入して外科的処置がおこなわれることからも、下垂体は鼻腔を介して体外とも繋がっていることが分かるであろう。

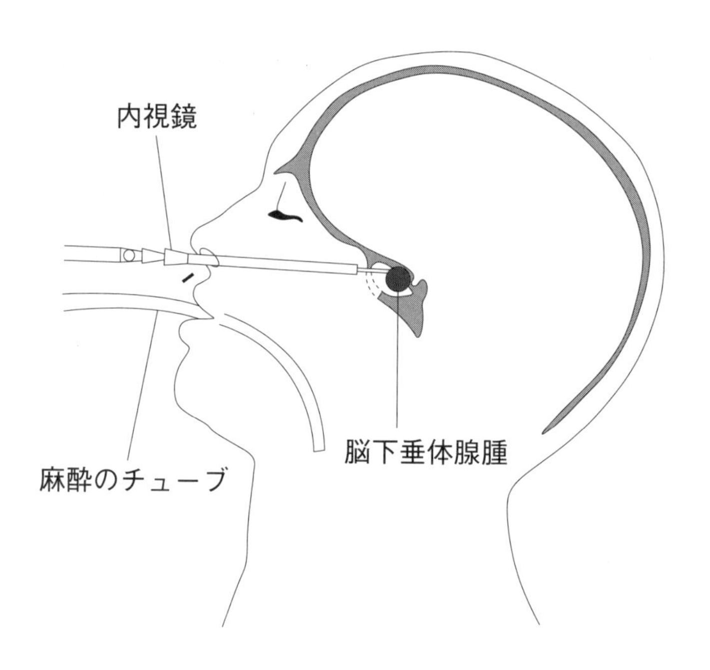

鼻腔は、上鼻甲介、中鼻甲介、下鼻甲介の三層になっている。息を吸い込んだときに、取り込まれた外部の冷たい空気は**上部を通り**、息を吐いたとき体温で温められた呼気は鼻腔の下部を通る。こんな大事なことを指摘している脳科学者は誰一人といない。なぜ大事かというと、鼻呼吸すると吸い込まれた外部の冷たい空気と鼻腔内の空気の流れによって、脳とりわけ下垂体が冷やされるからである。

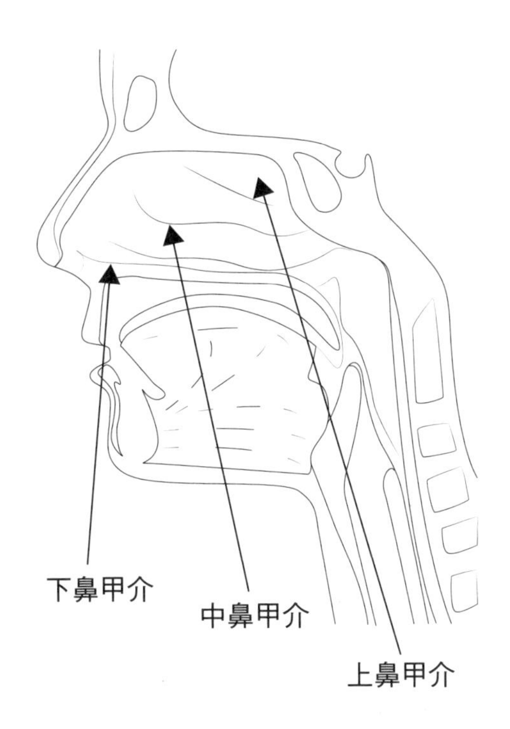

鼻呼吸によって、下垂体は常に冷却（クーリング）されている。それ程に、下垂体は熱の停滞に弱い器官であるということだろう。また、口呼吸の弊害がいかに大きいかは想像に難くない。

●間脳と嗅神経・視神経

12脳神経は脳から直接出ている末梢神経であるが、嗅神経と視神経はともに歴史的に間脳由来の中枢神経とも考えられている。筆者は、嗅神経と視神経は間脳と末梢神経を跨いだ存在と考えている。このことは、嗅神経と視神経を介して中枢神経の間脳へ直接アプローチできることを意味する。

それ故、武道では目つきがとても大事になってくる。相手を視神経を介して見てはいけない。武道の達人になると、額に相手を映すことができるようになる。これを、「**観の眼**」という。視神経を介さないので、その分早く相手を攻撃し、制することができる。間脳で観るということだ。

嗅覚には、**臭（くさ）い**、**匂い**、**香り**の三つがある。臭いというものは、体にくっついている、大脳辺縁系に直結する体を守る本能の働きである。しかし、香りとか、匂いとかは、生殖器が悪くなると感じない。臭みの方は、体というより生命の保存作用であるから、これがなくなるということは非常に少ない。けれども臭みしか判らない人が、料理を作っても、ちっとも旨くない。匂いがなくなってしまうからで、胃袋の働きは臭みにも、匂いにも、香りにも連動する。

「臭い」と「観る」は、別次元（複素数空間）と繋がっている。

嗅神経と視神経の秘密を解き明かすには、「7の観音開き」の原理を真に理解する必要がある。そうすると、神世七代の国之常立神と豊雲野神の関係も見えてくる。その詳細は、拙著「脳と古事記17神」（ヒカルランド）を参考にされたい。

間脳は、**中枢神経系で最大の神経核のかたまり**で、視床、視床上部、視床下部、視床後部、下垂体に区別され、自律神経の働きを調節、意識・神経活動の中枢をなしている。視床は、嗅覚系以外の感覚神経が大脳皮質の感覚中枢に到達する中継場所である。全身の感覚、視覚、聴覚などの感覚入力知覚刺激情報を認識し、大脳皮質、大脳基底核に伝達する。また、大脳と連携して私たちの意識状態を保っている。これらの部位は低酸素には弱く、低酸素状態になると意識を保てなくなり、昏睡状態に陥る。

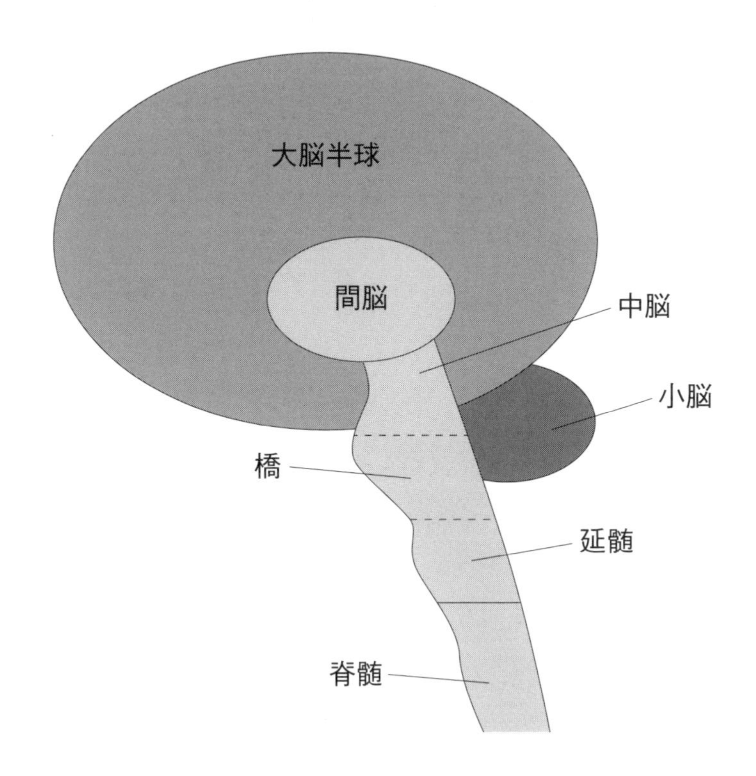

間脳の解剖図をよく見ると、下図のように下垂体と松果体が前後に飛び出していることが分かる。筆者には不思議で仕方がない。なぜ、下垂体と松果体はこのような形をして自己主張しているのだろうか？

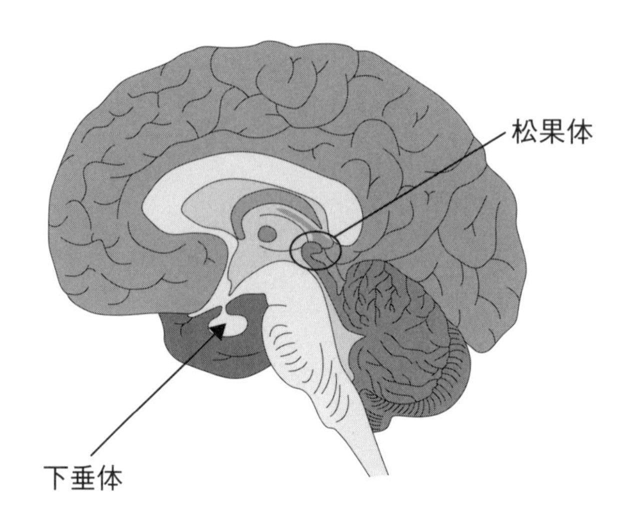

筆者は、間脳は神世七代の国之常立神がお住まいになる社（やしろ）と考えている。国之常立神は、複素数空間の脳と身体を行き来できる唯一無二の存在である。前と後に飛び出している下垂体と松果体はその別宅か？　それとも、松果体は幽閉された光の当たらない座敷牢？　下垂体には誰も立ち入れない極寒の牢獄がある？

松果体は光を感知することができ、かつ不食の人は１．５倍ほど大きくなっているというアメリカ航空宇宙局（NASA）の研究データがある。松果体には、植物のように光合成をする新たなエネルギー産生経路が眠っているのかも知れない。

内分泌系を調節する総元締めの役割をする下垂体は、水火合一した球である。かつ、鰓腸と密接な関係がある。筆者は、下垂体にはジャンクＤＮＡを封印しているマイナス60度に冷凍した箱があると推測する。

身体上の国之常立神への連絡網のひとつに胸椎７番左一側がある。胸椎

7番左一側は、野口整体では特に注目されており、例えば、がんやワクチン接種、胆嚢摘出などをした際にも変動する。とにかく現代医療では手に負えない疾患の急処であることだけは確かである。

●舌と延髄、コロナウイルス

私たちの舌は**魚のエラという内臓感覚**をもつ。しかし、舌の筋肉は、魚の背中の筋節が腹方へ伸びて、前方から舌の筋肉が、そのすぐ後ろから腕の筋肉が次第につくられていった。舌と腕は年子の兄弟のような関係になっている。カメレオンやアリクイが手のように舌を使うのはなんの不思議もない。ノドの奥にはえた腕が舌である。

つまり、**舌は内臓感覚が体壁運動で支えられたものである**。それ故、舌の動きを活用することによって、私たちは脳神経を活性化することができるのである。身体能力を高める鍛錬法において、舌の位置が秘伝として伏せられているのはそのためである。また、身体能力が高まると、上顎辺りから甘露の味の唾液がしたたり落ちると言われている。

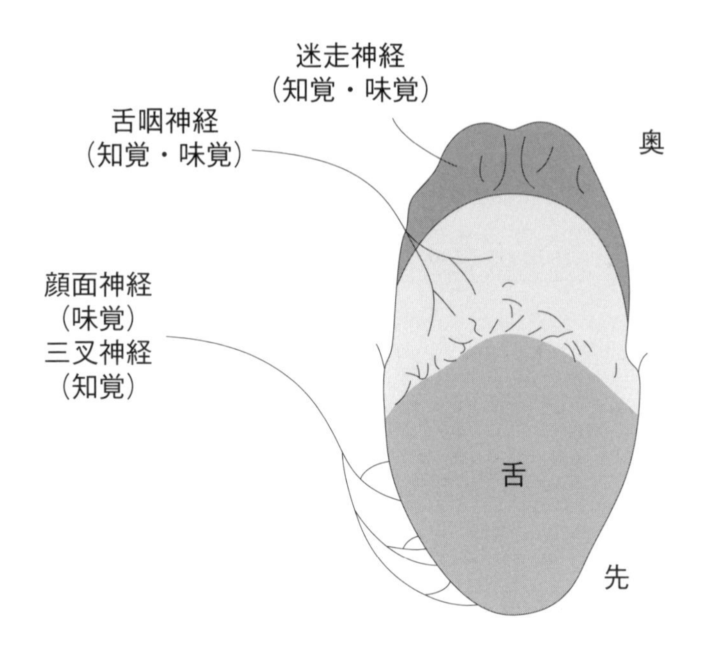

舌の知覚と味覚は、上図のように三叉神経、顔面神経、舌咽神経、迷走神経によって支配されている。この４つの神経は、原始魚類の延髄に一列に並んで出入している。一方、ヒトの延髄からは舌咽神経、迷走神経、副神経、舌下神経が出ている。三叉神経と顔面神経が消えて、副神経と舌下神経に入れ替わっている。ヒトと原始魚類の延髄では、出入する脳神経に違いがある。

なぜであろうか？　舌の味覚と知覚は、原始魚類の延髄の面影を残しているということか？　そう言えば、三木成夫は舌を含め口腔内は鰓腸の面影を強く残していると述べている。舌下神経によって、ヒトの舌は原始魚類に比べて自由自在に動く。舌は、４つの内舌筋と３つの外舌筋でできている。４つの内舌筋は、舌の形を変幻自在に変えるための筋群で、縦横斜めに複雑に交差しながら走っている。そのおかげで、大きく膨らんだり、キュッと小さく縮んだりすることができる。一方の3つの外舌筋は、舌を前後左右に動かす。

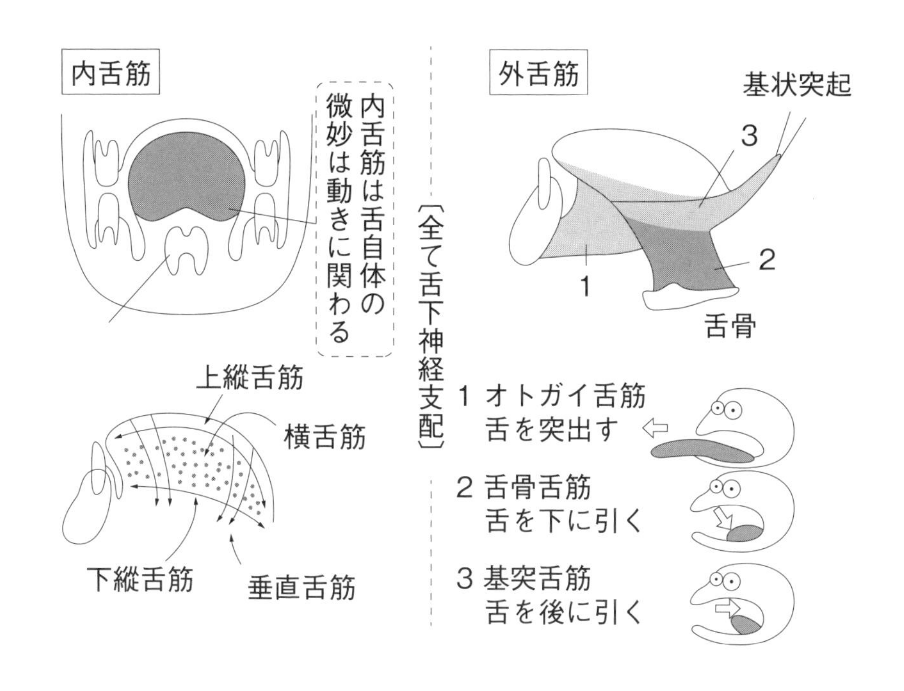

7は3と4に分かれる。表が3、裏が4である。舌の動きに7数理があるということは、舌の動きは単なる筋肉の動きだけに留まらず、7形象の脳と何らかの深い結びつきがあることが推測される。7形象の縦ベンゼンと横ベンゼンで捉えた脳の形象的構造の詳細は、拙著「脳と古事記17神」（ヒカルランド）を参考にされたし。身体能力開発の鍵を握っているのは舌だ、と言っても決して過言ではない。舌の動きは、実に意味深長である。

・・・・・・・・・・・・・・・・・

最近、コロナウイルス感染症（COVID-19）で「幸せな低酸素症(happy hypoxia)」が話題になっている。通常では、低酸素血症になると強い呼吸困難が生じるが、新型コロナウィルス感染症では強い低酸素血症があるのに呼吸困難が起こりにくく、重症化したときの発見が遅れることが問題となっている。

血中の酸素濃度を感知するのは呼吸中枢の延髄である。呼吸中枢はどのようにして「いま呼吸を増やさなくてはいけない」「いまは呼吸を抑えないといけない」などの情報を判断しているのか？　情報を受け取る役割を負っているのは、主に中枢性化学受容体と末梢性化学受容体と呼ばれる2つの化学受容体である。化学受容体が血液ガス（血液中の酸素濃度など）を検知する→呼吸中枢へ信号を送る→呼吸を早くしたり抑えたりする、という流れになる。

（中枢性化学受容体）

日常的に、メインで働いているのはこの中枢性化学受容体である。中枢性化学受容体は、延髄の腹側付近にあり、体内のCO2の情報を察知して、CO2が変化したら呼吸中枢に報告する働きをする。ちなみに中枢性化学受容体は、動脈血中のCO2上昇を直接感知しているのでなく、髄液中に入ったCO2が産生するH＋の濃度上昇を感知しているといわれている。

（末梢性化学受容体）

末梢性化学受容体には、頸動脈にある頸動脈小体と、大動脈弓にある大動脈小体がある。こちらの受容体は、O2が低下したときに呼吸中枢へ働きかける。

日常的にメインで働いているのは中枢性化学受容体である。末梢性化学受容体が働きはじめるときは、生命を脅かすくらい高度のO2が低下した時である。

コロナウイルスは延髄に特異的に感染しているのではないだろうか。それ故、延髄の呼吸中枢に何らかの異変が生じ血中酸素濃度をうまく検知できないのでは？　味覚障害もまた延髄で説明はつく。それとも、舌の知覚と味覚を支配する三叉神経、顔面神経、舌咽神経、迷走神経がコロナウイルスに侵されることによって、原始魚類の延髄の記憶が呼び覚まされたのか？

●副腎

副腎は、左右の腎臓の上にちょこんと乗っている、小さな臓器である。しかし、小さいからといって舐めてはいけない。副腎は今を生きる我々の心身に多大な影響を及ぼしているのである。

副腎は大きく2層構造をしており、副腎皮質および副腎髄質から構成されている。両者の成り立ちはまったく異なる。魚類ではまったく離れた別の器官として存在している。副腎皮質は**中胚葉由来**、副腎髄質は**外胚葉由来**である。**副腎髄質は、交感神経系の細胞から発生する**。

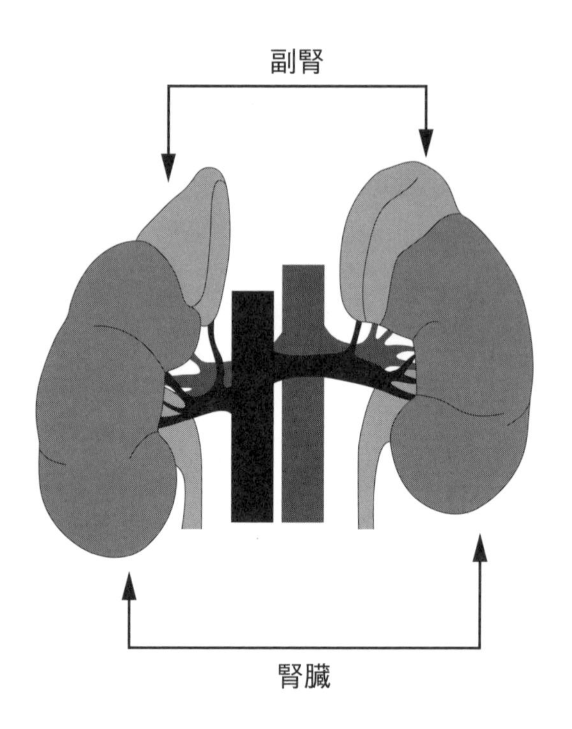

◇副腎髄質

副腎髄質では、エピネフリン（アドレナリン）とノルエピネフリン（ノルアドレナリン）が生産される。危機に瀕したとき、交感神経支配を受けている副腎髄質からこれらのホルモン分泌が高まって、心臓の心拍数と収縮力を増加し、他の生理的変化が起こり、危機から脱出しようとするさまざまな反応が起こる。

副腎髄質は極めて強いストレスに関わっており、エピネフリンとノルエピネフリンの両方が副腎皮質からのコルチゾールと共に機能する。小柄な女性が車を持ち上げるなど、危機的状況で時々起る超人的力は、これら副腎ホルモンが関与している。

◇副腎皮質

副腎皮質は３つの帯に分類され、それぞれが異なるホルモンを分泌する。最も外側の球状帯からアルドステロンというホルモンが分泌される。次の束状帯からコルチゾール、最も内側の網状帯からプロゲステロン、エストロゲン、テストステリン、DHEA、DHEAsなどといった性ホルモンおよびその前駆物質が分泌される。

アルドステロンは血液中や細胞、細胞間領域の間質液のナトリウム濃度とカリウム濃度、ひいては体液平衡を制御する主要ホルモンである。

コルチゾールは脂肪、タンパク質、炭水化物の代謝を制御したり、これに大きく影響を与えたり、血糖値の調整、抗炎症作用、ストレス反応の正常化、免疫反応の調整をする。しかし、体に過剰投与されると、骨が脆くなり、骨格筋の委縮、リンパ組織の委縮などが起こる。

性ホルモンは主に性腺（卵巣と精巣）でつくられるが、副腎網状帯は男女の性ホルモンの補助的な役割をする。また女性において男性ホルモン、男性において女性ホルモンを生産することによって、優位な性ホルモンの効果を適度なバランスを保つ。ＤＨＥＡとその比較的不活性な前駆物質であるＤＨＥＡｓは、網状帯で生産される主要ホルモンである。

◇アドレナル・ファティーグ

「アドレナル・ファティーグ」とは、翻訳すれば、副腎疲労。アメリカのジャナサン・Ｖ・ライト医学博士によると、以下のような症状がある人にはこの疾患が疑われるとのこと。

・朝起きるのがつらい
・疲れがとれない
・塩辛い食べ物が無性に欲しくなる
・倦怠感
・日常的なことが、とても疲れる
・性欲の低下
・病気や怪我から回復するのに時間がかかる
・頭がクラクラする
・軽度のうつ
・人生が虚しい
・ＰＭＳ（月経前症候群）の悪化
・カフェインがないと、仕事ができない
・思考が定まらず、ボーっとする
・記憶があやふや
・午後３時から４時の間はぼんやりしている。夕食後、やっと元気になる。
・仕事がはかどらない

これらの症状のうち１つだけでは副腎疲労の決定的な診断を下すことはできないが、その可能性が考えられる。もし、これらの多くの症状に対して身に覚えがあると感じれば、あなたは副腎疲労を患っているに違いない。
適切な量のストレスは我々の身体には必要であるが、過剰なストレス、もしくは余りに長期間に及ぶと、ストレスを許容できなくなり体調を壊す。この過剰なストレスに最初にダメージを受けるのが副腎である。副腎がストレスの腺であると言われる所以である。

医療の現場でよく使われているステロイド剤は副腎皮質ホルモンであるが、合成ホルモンであり同一構造ではないために同じ機能は果たさない。体の生理的な必要性を超えて摂取すれば、副作用は数多く広範囲にわたる。わずか 2、3 日の服用後でさえ、副腎機能が正常に戻るまでには数日から数週間かかる。長期にわたって服用した場合は、副腎が回復し自分でホルモンを生産するまでには、数ヶ月から数年を要する。完全には回復しないケースもある。

これが、一旦、ステロイド剤を服用すると、やめるのが非常に難しい理由である。ステロイド剤の服用を中止すると、副腎の活動が抑制されているため、体調が急降下し、症状が以前よりも悪い状態に逆戻りするという、どうしょうもないジレンマ状態に陥る。だから、服用し続けることになるが、長く服用すると、副腎が適切な機能を取り戻すのはより困難になる。

副腎の治療は、野口整体では 9・7・8 操法や胸椎 10 番右三側、鍼灸治療では「兪府」と「照海」などがある。筆者は副腎の治療は次に述べる甲状腺の治療とセットでおこなう。

●甲状腺

甲状腺は、頸部前面に位置する内分泌器官で、発生的には内胚葉、鰓腸由来の器官である。甲状腺はストレスの影響に敏感な、副腎に次ぐもうひとつの内分泌腺である。多くの機能をもつ副腎とは異なり、甲状腺はひとつの重要な機能をもつ。それは、体内の個々の細胞におけるエネルギーの生成である。

健康な動物の甲状腺を切除すると、代謝の働きのすべてが低下する。たとえばウサギでは、甲状腺を切除して5から7日のうちに体温の低下が始まる。細胞レベルの熱エネルギーの生産が低下するからである。

甲状腺は、成長のプロセスに重要な役割を果たしている。働きが欠如したり、正常なレベルよりもずっと低い働きしかしない場合には、成長も成熟も起こらない。オタマジャクシの甲状腺を切除すると蛙になれない。成長が止まってしまう。

甲状腺と他の内分泌腺の間には相互に関連している。例えば顕著な甲状腺機能の低下があると、性腺の働きにも影響して性的な発達を遅れさせたり、性機能の低下、性欲の喪失といったことも起きる。女性では生理のトラブルが頻繁に起きる。

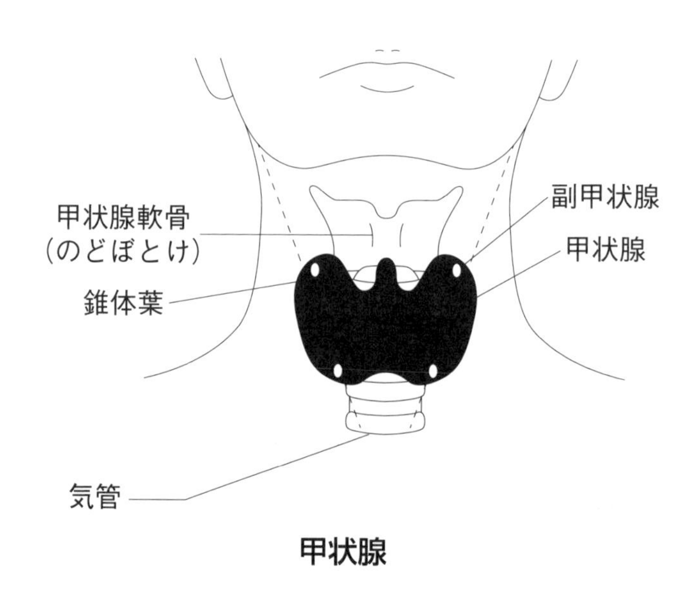

甲状腺

甲状腺機能低下による症状として、繰り返す感染症、皮膚のトラブル、生理のトラブル、記憶力の低下や乱れ、集中力の欠如、疲労感、緩慢な動作、頭痛、抑うつ症状など。

甲状腺機能低下した患者のなかには、それとは診断されずに心療内科を紹介され、心身症、うつ病として治療をうけているケースもある。なぜ、医療の現場で甲状腺機能低下は見逃されてしまうのか？

その原因のひとつに検査法がある。先に述べたアドレナル・ファティーグのように、甲状腺の病的な異常になる前の「甲状腺疲労」を正確に測定する検査法がないからである。明らかな甲状腺の機能亢進や低下は、血中の甲状腺ホルモンのT3、T4、ＴＳＨの数値でもって診断できるが、「甲状腺疲労」レベルを正確に診断する信頼できる検査法がないのが実情である。

アメリカのＢ・Ｏ・バーンズ医師によると、30年間の臨床経験から、腋の下の体温で36．5～36・8度が正常な範囲、36．5度より低い体温は甲状腺機能低下症、反対に36・8度以上を越える体温は甲状腺機能亢進を示している。日本の女性はアメリカの女性よりも体温が低いので、著者は体温が36度よりも低い場合は甲状腺機能低下を疑っている。

野口整体では、生理の1、2週間前から甲状腺ホルモンが働きだす。その観察点が頚椎4番の三側（中頸）、そこに左右差があると感情が不安定になる。甲状腺異常の呈する症状として、リウマチ、生殖器発育不全、中性の体、糖尿病、癰（よう）癤（せつ）が出来やすい、蕁麻疹が出来やすい、ヒステリー、近眼、乗り物酔い、雷が怖い、皮膚がゆるい、多汗、はげ、白髪、無月経、不妊、動悸、短気、腋臭、太りすぎ、やせすぎ、卵巣の異常をおこしやすい、しみ、そばかす、アデノイド、食欲の減退する吐き気、陰毛の白髪、扁桃腺がはれやすいなど。

筆者は、冷えて足の浮腫みがある女性には必ず副腎と甲状腺の治療をセットでおこなう。それ程に、ホルモンのバランスが崩れた女性が多いということだ。治療後には冷えや浮腫みがとれたり、からだが軽くなってくるが、意外に思われるかも知れないが不眠症が劇的に改善されることがよくある。

●性腺

精巣からテストステロン、卵巣からエストロゲン、プロゲステロンといった性ホルモンが分泌される。この性ホルモンは、ステロイドホルモンの一種で、その作用によって男性は男らしい体つき、女性は女らしい体つきになる。性ホルモンは主に性腺（卵巣と精巣）でつくられるが、副腎皮質でも男女の性ホルモンは補助的につくられる。

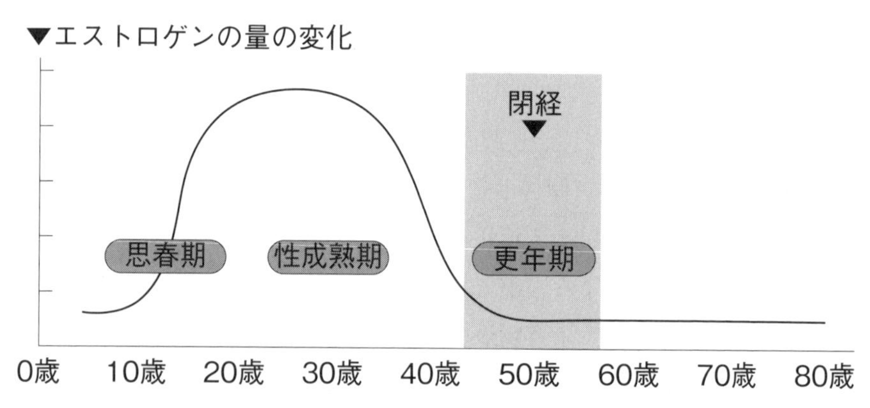

年齢によるエストロゲンの変化とその症状

多くのホルモンの分泌は加齢とともに低下するが、特に卵巣から分泌されるエストロゲンとプロゲステロンは50歳頃に急激に分泌が停止し、いわゆる閉経が起きる。エストロゲンの欠乏は、ほてりや心悸亢進、抑うつ症状など更年期障害の原因となる他、様々な病気の発症とも関係することが医学的に判明している。

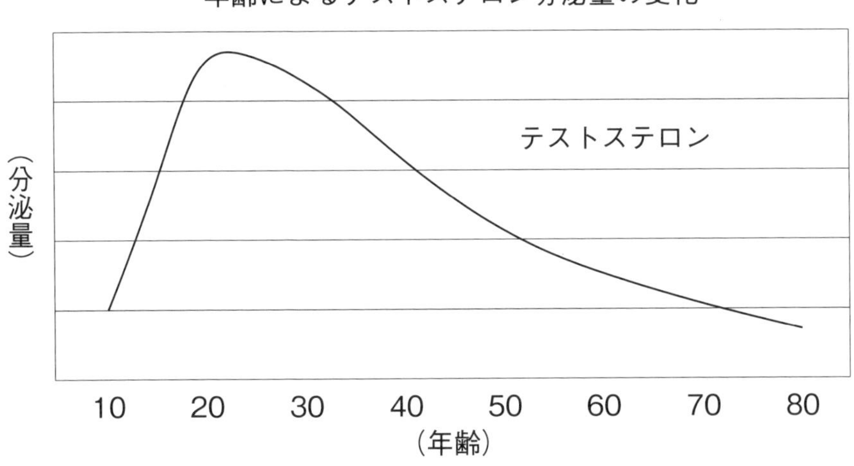

男性では、20歳頃をピークにテストステロンは緩やかに低下してくる。個人差も大きい。女性の閉経のような急激な低下はみられないので、女性の更年期障害のような劇的な変化はみられないが、テストステロンの低い男性には職場や家庭のストレスや環境の変化をきっかけにして、女性の更年期障害と同様な症状を呈することがある。

閉経したら、卵巣で性ホルモンをつくらなくなるから外部から補充しなければならない。このような理由から、ホルモン剤を注射や経口で補充するホルモン補充療法が盛んにおこなわれてきた。ヨーロッパでは、50%以上の女性が更年期になるとホルモン剤を使用していた。しかし、2002年にアメリカで、長期におこなうと乳がんと血栓症（心筋梗塞など）のリスクが高くなるという論文が発表されてから、今現在は反省期に来ている。

性ホルモンは主に性腺（卵巣と精巣）でつくられるが、副腎皮質でも男女の性ホルモンは補助的につくられている。このことは、閉経や加齢で性腺から分泌される性ホルモン量が減少する更年期や還暦前後に重要な意味をもつ。

つまり、更年期、還暦前後は、副腎を強化して性ホルモンの分泌低下の弊害を防ぐことができる。副腎には、性ホルモンが減少したら、それを補うだけの余白がまだ残されている。何も外部から人為的につくられた性ホルモン剤を補充するのではなく、体内で自らの力でつくり出すことができる。

また、性ホルモンは、性腺だけではなくホルモン系全体のバランスの中にある。加齢によって、性ホルモン量が低下してもホルモン系全体でバランスが保たれていれば何ら支障はない。性ホルモンの生産量が減少したから、外部から補うということにはならない。

●免疫

免疫系（免疫機能）の進化は、多細胞生物の循環系（栄養補給路・老廃物の回収路）の進化と平行している。そして、免疫機能を担う血球（血液成分、リンパ成分）の発生場所が移動する。この進化過程を、三木成夫の「ヒトのからだ－生物史的考察－」（うぶすな書院）を参考にして考察を加えてみる。

最初の循環系は、細胞と細胞の間の、道なき道を不規則に流れていた。それが、しだいに一つの道に集まり、血管系が成立した。その血管系にポンプの役目を果たす心臓が成立して、脊椎動物で、血管系が完成する。

この循環系には、三つの循環が成立する。**腸循環**＝腸管をめぐって栄養を吸収する。**腎循環**＝体腔の岸をまわって、老廃物を排出する。**体壁循環**＝体壁、すなわち動物性の器官を養う。そして、動物が陸上に上陸すると、**肺循環**（肺呼吸系）が加わる。

このような循環系の進化の中で、血管系に収容し切れなかった体液を導く特別の管として「リンパ管」が新設され、**リンパ管系**が成立する。

ヒト・哺乳類の血液成分は、赤血球を除けば殆どが**免疫細胞**である。そこで、血液細胞の発生場所、造血器官がどのようになっていったかを考察してみる。

まず、無脊椎動物の腸管の壁には、異物を丸呑みにする**食細胞**の一群がひしめいていた。これが、血液細胞の祖先である。この食細胞群が、血管系の成立と共に、血管内に移り、からだ中をパトロールして回るようになった。

脊椎動物の出現で、血管系が本格的に発達してくると、血液細胞のふるさとが、腸管の壁を離れ、血管の岸に移ってくる。つまり、血管内に紛れ込んだ外来の異物を待ち構える。この血管の岸にあたるのが、**脾臓**である。下等脊椎動物（原始的な魚類）では、血液細胞が脾臓でつくられ、ここから血管内へ送り込まれる。

古生代の脊椎動物の上陸とともに、造血の本部は、脾臓から**腎臓**に移る

（両生類の段階）。そして、中生代に入り、爬虫類段階になると、造血本部は骨の中、すなわち**骨髄**に落ち着く。そして、この造血様式が、鳥類、哺乳類まで続いているのである。

一方、新しく発生したリンパ管系では、新しい型の血液系細胞（リンパ細胞）が登場する。つまり、骨髄で生まれた血液細胞の一部が、リンパ腺やリンパ節で最終免疫細胞に分化し、高度な免疫機能を果たしているのである。リンパ腺のうち、胸腺は、重要な免疫細胞であるT細胞の分化と選別の場であり、免疫中枢器官とも言える。

免疫進化の歴史とは、最初、腸管で生まれた「免疫機構」が、循環系の発生とともに、造血器官を**脾臓→腎臓→骨髄**と移動させ、免疫機能の追加を行い、鳥類・哺乳類に至って、現在のヒトの免疫系に至ったのである。

骨髄を造血器官とし、**胸腺を重要な免疫細胞の分化中枢器官**とし、血管系とそれを補完するリンパ管系によって、からだ全体の免疫（防御）システムをつくり上げているのである。

このように、ヒトに備わった免疫システムは何億年もかけて進化してきた。私たちはこの免疫システムをもっと信頼すべきである。すぐに、安易に、薬や抗生物質、抗菌剤に頼るのは控えるべきである。無菌状態を目指しているが、それでは病原という圧力に対処する免疫システムはうまく作動しない。

●腸管＆脾臓の免疫機構と12脳神経、神世七代

現在、関節リウマチ・全身性エリテマトーデス・慢性甲状腺炎・バセドウ病・悪性貧血・原発性胆汁性肝硬変等といった自己免疫疾患が急増して

いるが、筆者には体内の植物性器官の悲鳴に聞こえる。動物性器官（脳）に虐げられ、疲弊した腸の叫び声に他ならない。そのような悲鳴にも似た叫び声に対して、現代医療は免疫抑制剤によって力づくでその叫び声を抑え込もうとしている。まるで、支配者に反旗を翻し、蜂起した圧政に苦しむ一般大衆を強い軍事力で抑え込んできた前時代的な人類史の再現ではないか・・・。

しかし、目の前の真実の姿を観ないのは何も現代医療に限ったことではない。生態系という緑の薄い膜にしか生息できない存在である私たち人類は、自らの身勝手さでこの生存基盤を破壊し尽している。地球生態系は悲鳴をあげているが、強欲で愚かな人類は未だにその事実に気付かない。否、気付こうとしていない。増加の一途を辿っている自己免疫疾患は、地球生態系を破壊し続けている私たち人類への警告でもある。

臨床的には、弱った免疫機能を強化するには、古い免疫系を刺激した方がより効果的である。筆者は、とくに**腸管**と**脾臓の免疫**を重要視している。腸管の免疫機能を強化するには、植物性過程の入口（延髄）と出口（仙髄）をおさえた治療が不可欠である。自分で簡単にできることは、腸の蠕動運動を強化することである。そのためには、空腹を味わい、時間で食べない。過食して、常にお腹がパンパンに張り空腹なんて感じたこともない、などと言う人は論外である。

では、脾臓の免疫機構とは？　脾臓は頑固者で、変わろうとしない。どこまでも同じところに留まろうとするので、昔の面影を多分に残している。つまり、腸管の壁を離れ、血管の岸に移ってきた脾臓は、未だ腸管の面影を強く残しているということだ。

そして意外にも、脾臓を助けているのが12脳神経である。古事記17神では神世七代となる。神世七代の神の名は、国之常立神、豊雲野神、宇比地迩神、妹須比智迩神、角杙神、妹活杙神、意富斗能地神、妹大斗乃辨神、淤母陀流神、妹阿夜訶志古泥神、伊邪那岐神、妹伊邪那美神の12神である。そして、国之常立神と豊雲野神の２神は獨神であるが、残りの10神は男神と女神の対になっている。

なぜか、神世七代では国之常立神と豊雲野神だけが特別扱いされている。なぜ、国之常立神と豊雲野神の２神だけが獨神で、残りの10神は男神と女神の対になっているのか？

その理由は、12脳神経同様に神世七代は「7の観音開き」の原理で成り立っているからである。上下の基点が国之常立神と豊雲野神、左右に分かれた合計10の玉に10柱の双神が対応している。

豊雲野神

宇比地邇神	須比智邇神
角杙神	活杙神
意富斗能地神	大斗乃弁神
淤母陀琉神	阿夜訶志古泥神
伊邪那岐神	伊邪那美神

国之常立神

（左側が男神、右側が女神）

国之常立神と豊雲野神は神世七代でありながら、なぜか５柱の別天つ神（造化三神の天之御中主神・高御産巣日神・神産巣日神と宇摩志阿斯訶備比古遅神、天之常立神）と同様に「獨神と成りまして、身を隠したまひき」とある。ここには、実はたいへんな秘密が隠されている。虚の領域（複素数空間）への出入り口、「顕幽の扉」を開く鍵など。詳細は拙著「脳と古事記17神」（ヒカルランド）を参考にされたい。

脾臓と12脳神経の中継ポイント、もしくは連絡網は胸椎7番左一側にある。

●伊邪那岐神と伊邪那美神

野口晴哉は、操法するときは胸椎3番4番だけを観ていたと言う。それ程に、胸椎3番4番は身体的には大切な処ということだろう。左は常に右に優先するが故か、胸椎3番4番の左三側を主に使っている。

ところで、国生み神話をご存知であろうか？

・・・・・・・・・・・・・・・・・

天上である高天原に住んでいる神様たちは下界を見下ろしました。下界は生まれたばかりで、海の上を何かがどろどろし、そしてふわふわしていてまったく固まっていませんでした。このままではいけないと高天原の神様たちは下界をどうにかしようと、イザナギと イザナミの二柱の神様に、天沼矛（あめのぬぼこ）という大きな矛を授けて、下界をしっかり固め、国造りをするよう遣わせました。

イザナギとイザナミの二神は、天上から地上へと繋がっている天の浮橋

（あめのうきはし）の上から矛の先でどろどろになっている下界をかき混ぜました。矛の先でかき混ぜるたびに「こおろ、こおろ、こおろ」と、大きな音が響いてきました。二神が矛をそうっと引き揚げると、ぽたぽたと矛の先から落ちた雫が固まって、一つの島ができあがりました。ひとりでに固まってできたことから、この島は「おのころ島（自凝島）」といわれています。

・・・・・・・・・・・・・・・・・・・・・・

伊邪那岐神（イザナギ）と伊邪那美神（イザナミ）は、神世七代の最後に登場する神で、上記したように日本の国土を創った神である。また、この二神が男女の契りをする際に、男女の順番を間違えて最初に生まれたのが手足の無い水蛭子（ひるこ）。次に、その間違いを正すことによって、次々と国とその国を治める神を産んだ、と神話にある。

神の世界に優先順位があるように、身体にも左右や上下といった優先順位がある。このことは、治療において大変重要である。

野口整体では、胸椎３番４番左三側で顔面神経麻痺や三叉神経痛、迷走神経を調整する。これら３つの脳神経は、原始魚類の延髄にある鰓弓の感覚と運動を支配する神経である。舌咽神経を加えると、私たちの舌の知覚と味覚を支配する神経であることが分かる。

原始魚類の延髄は吸収 - 循環という植物性過程の前半部を支配する。延髄なくては栄養も酸素も全身に運ぶことができない。このように延髄は植

物性神経系の重要な一翼を担っていることが分かる。この関係は動物が上陸してからも変わることはない。

脊髄の末端部（仙髄）に丁度、延髄と対照的な排出という植物性過程の後半部を支配する中枢がある。**延髄と仙髄は、植物性過程の入口と出口をおさえる**。この両者は交感神経系と拮抗的に働くので副交感神経系と呼んでいる。

数霊理論では、脳（延髄）は12、仙骨（仙髄）は10で表記される。天円地方の原理である。国生み神話では、高天原は12、国土は10、天の浮橋は高天原と国土を繋ぐ中継ポイントとなる。合気道開祖の植芝盛平翁は、「合気道は伊耶那岐神、伊耶那美神の天の浮橋の神わざである」、「合気道は常に天の浮橋の上に立って稽古せよ」という言葉を残している。

12脳神経を介して延髄と繋がる身体上の中継ポイントは胸椎3番4番左三側である。では、延髄と仙髄はどのように繋がってるのであろうか？

ここで登場してくるのが蝶形骨と仙骨である。両者は振動しており、そして共振している。単一振動ではなくmulti − vibrationの共振である。音楽に例えると交響曲（シンフォニー）となるであろうか。交響曲で大事なことは、楽器の調律、楽器を演奏する技術、指揮者のテンポ、音量、表情など。蝶形骨と仙骨を楽器とするならば、蝶形骨の調律は八会穴・骨会の「大杼」、仙骨の調律は5・10土局にその秘密が隠されている。

●前頭葉

国之常立神と豊雲野神同様に、12脳神経にはまだ解明されていない幾つかの謎が隠されている。例えば、12脳神経と下垂体、前頭葉、脳梁の関係など。前頭前野については、脳神経学者なら誰でも知っている有名な患者フィネアス・ゲイジがいる。彼は、前頭前野がヒトという種の存在理由を決める機能を担うことを、はっきりと教えてくれた患者である。

事件は1848年9月13日、ゲイジが25歳のときに起こった。鉄道工事に携わっていたゲイジは、とてつもない事故に遭遇した。爆破で飛ばされてきた長さ110センチの鉄棒がゲイジの左の頬から入り、前頭葉を貫通したのである。

ゲイジは一瞬にして前頭前野を失ってしまった。しかし、生き残ったゲイジには、これといった機能障害が見られなかった。麻痺も感覚障害もなく、普通の人とまったく変わらない「正常な人間」だったのである。ただ、その性格だけは一変してしまった。

事故前のゲイジは、責任感の強い優秀な働き手として上司からの信頼も厚く、多くの人たちから慕われるリーダー的存在であった。しかし、事故後のゲイジはまったく別人であった。つまらない冗談ばかりを言い、卑猥で、周りの人間にまったく気を使う様子もない。頑固で、すぐに切れる。決断がつけられず、やることが悪意に満ちていた。

ゲイジの症例は、前頭前野がどのような役割を果たしているかを、我々に如実に教えてくれた。明らかに、ヒトは前頭前野がなくても普通の生活がおくれる。言葉にも不自由はなく、高度な運動機能も発揮できる。つまり、**前頭前野は人間が存在するために必須の脳ではない**のである。

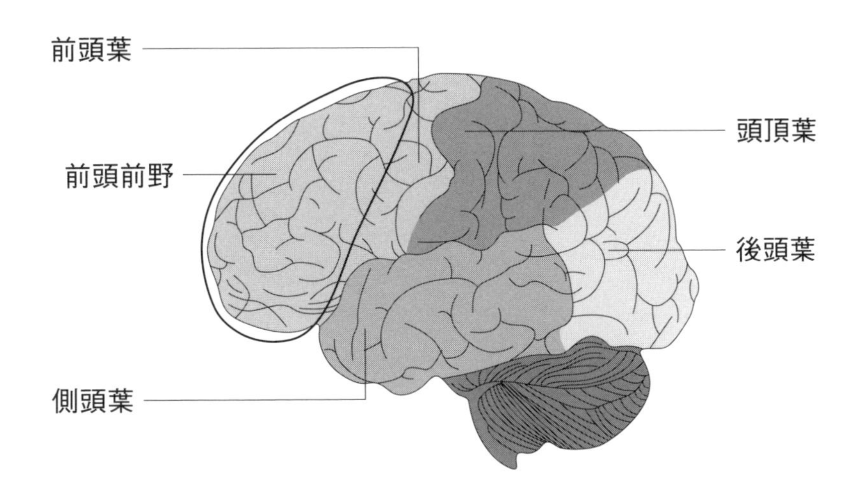

脳機能、とくに前頭葉の機能低下と反社会的行動には密接な関連がある。およそ150人もの殺人犯と面接したアメリカジョージタウン大学医学部教授ジョナサン・ピンカスは、その著書「脳が殺す―連続殺人犯：前頭葉の秘密」（光文社）の中で、殺人犯の神経学的損傷が疑われる具体的な症例を多数あげている。大多数に前頭葉に神経学的損傷が疑われる形跡があるとし、脳機能障害（とくに前頭葉）だけで犯罪に結びつくわけではないものの、脳の「神経学的損傷」「被虐待体験」「精神疾患」の3要素がそろった場合、犯罪に結びつくリスクが高いことを警告している。

前頭部には、「上星」というツボがある。鍼灸治療の効能として、鼻炎や鼻づまり、花粉症の諸症状や頭痛、眼精疲労などがある。野口整体には頭部第一調律点と第二調律点がある。第一調律点は「上星」のツボと同じく髪の生え際の中央近辺にあり、いろいろな過敏反応を調整、身体の反射を鈍くする処とされている。だから、わずかなことで蕁麻疹になったり、痙攣を起こしたりする人には、その部分を刺戟すると、そういう度合いがずっと少なくなってくる。

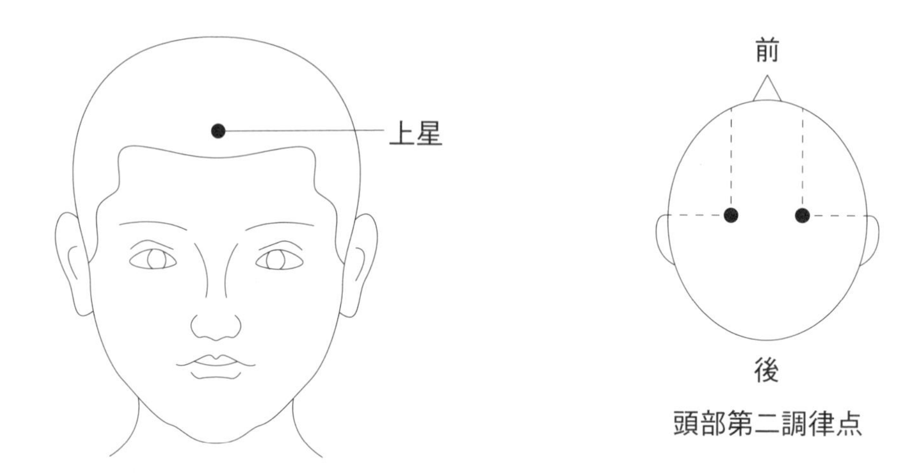

頭部第二調律点

頭部第二調律点は、活元運動の誘導に用いるということからも判るように、大脳的な働きを緩やかにする。催眠術でも、ここを押さえてからやるとよくかかる。場所は、目の中央をまっすぐ上に上がった線上と耳の前の部分をまっすぐ上に上がった線上を結んだときに頭上で交差する処。

第一調律点は鳩尾に関係があり、ジッと押さえていると鳩尾が弛む。第二調律点は頭が緊張すると、硬直してくる。また、お腹の腹直筋に関係があり、人間は怒ると腹が立つと言うが、怒ったときに本当に腹直筋が緊張してくる。神経的な緊張が続くとき、感情の起伏が激しいとき、それによって頭が疲労して過敏状態になってくると第二調律点がだんだんと萎縮してくる。さらに、その度合いが激しくなってくると弛んで鈍くなってくる。第二調律点が正常の状態であるということは、心に余裕があり、穏やかで、素直に感情が流れているということを意味する。

頭部第二調律点と関連する処
① 患側と同側の頸椎２番が緊張
② 患側と同側の顔が萎縮
③ 患側と同側の胸鎖乳突筋が緊張
④ 患側と同側の腹直筋が緊張
⑤ 患側と同側にへそが寄る
⑥ 患側と同側に重心が偏る

現代人は頭脳疲労が著しい。常に、せわしくスマホをいじり、一時も静かにできない。電車に乗ると、10人中８〜９人はスマホをせわしくいじっている。ぼーっと頭を休めることができない。このような頭脳疲労に対して、前頭部のツボ「上星」、野口整体の頭部第一調律点と第二調律点は著効する。

筆者の患者に、幼少期の交通事故による後遺症で高次脳機能障害の40代の男性がいる。日常生活に大きな支障はなく一人暮らしをしているが、その思考は自己本位的で、自分勝手な思い込みを強く主張するだけで他の意見はまったく聞かない。ときおり、急に攻撃的になり、一度始まると感情のコントロールができなくなる。そんなときに、頭部第一調律点と第二調律点を使って前頭葉の興奮を鎮めると途端に興奮が収まってくる。

具体的には、前頭葉の過剰な興奮を頭部第一調律点と第二調律点を使って右足裏へ抜く。しかる後に、２・７火局の原理に則り首にある胸鎖乳突筋と胸骨を使って前頭葉を整える。胸骨は「天突」「膻中」「鳩尾」の３つのツボをとる。その際、大脳辺縁系を同時に整える。

●大脳辺縁系

大脳辺縁系は、食欲や性欲などの生存本能、好ききらい、怒り、恐怖などの本能的な情動を司る。従って、ネズミやネコにも、赤ん坊にも見られる。情動のこころは、快感、不快感、怒り、恐れなどがある。性的衝動を突き動かす情感や情念でもある。例えば、日本の古典芸能のひとつの「能」は情動の世界を表現したものでる。生命の根幹にある情動を突き動かす作法であり、神々の前で神懸かって舞う舞でもある。

情動は、ヒト特有の豊かな複雑な心情とは異なる。ヒトの感情や心情がこのように複雑になったのは、動物では殆ど開かれていなかった「心の窓」が、人間に至ってはじめて大きく開け放たれたからである。その理由について、三木成夫は次のように述べている。

「動物性器官が、次第に発達して、これが植物性器官に介入したとき心情が目覚めた。次いで、動物性器官の止むところのない発達は、さらに精神の働きを生み出した。しかし、過剰な動物性器官による植物性器官の支配によって、精神と心情とが激しく対立するようになった。このようにヒトのからだでは、植物性器官に対する動物性器官の介入が、二つの段階に分かれておこなわれていたことが分かる。

遅れて現れた精神の世界が、いわば先輩格に当たる心情の世界を、ついには、取り返しのつかないまでに侵略し尽くそうとしている。

精神の働きが、その本来の姿に留まったとき、そこには人間にしか見られない理知的な性能が現れ、心情とみごとな調和を保つ」

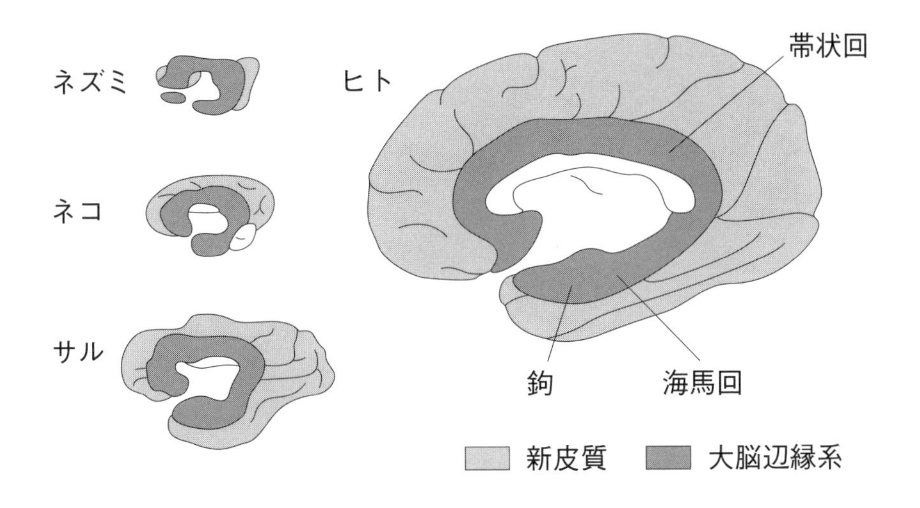

進化論的には、最も古い部位の一つであり、魚類ではすでに大脳辺縁系を見ることができる。動物が高等になるほど新皮質の占める割合が大きくなるのに対して、**大脳辺縁系の発達にはあまり差がない**。なぜであろうか？

大脳辺縁系と大脳との関係をシイタケに例えてみると、シイタケの幹の部分が脳幹、上の大きく開いた傘の部分が大脳、そしてその両者の境界部分が大脳辺縁系となる。境界面（界面）には、いろいろと特殊な物理的、化学的現象がみられることは科学的にはよく知られている。この事から推測すると、ヒトの大脳を著しく発達させた秘密は、大脳そのものにあるのではなく意外にも大脳辺縁系に隠されているのかも知れない。進化の過程で、変化しない大脳辺縁系の裏打ちがあったればこそ大脳が著しく発達を遂げたとは考えられないだろうか。

大脳辺縁系は大脳（とくに前頭前野）の住人の憩いの場である。また、大脳の住人には決して知りえない裏の情報が数多く飛び交っている妖しい空間でもある。その極めつけの一つに臭いがある。嗅覚は嗅神経からダイレクトに大脳辺縁系に入る。そして、嗅覚だけ間脳を介さないで直接大脳と繋がる。嗅覚が人間の五感のなかで最も原始的であり、本能的な感覚と言われる所以である。匂いは性衝動に直結する。

においの感覚は、嗅細胞からの信号によって脳が感知

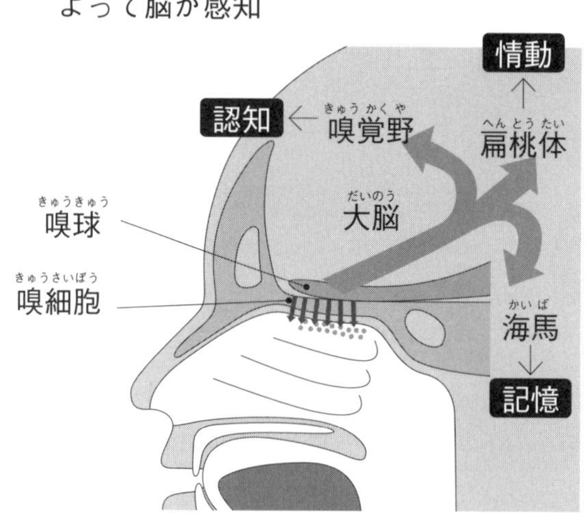

大脳辺縁系は神世七代の豊雲野神が支配する領域である。豊雲野神の招待によって、造化三神（天御中主神、高御産巣日神、神産巣日神）や宇摩志阿斯訶備比古遅神、天之常立神それに国之常立神が集う芸能鑑賞の場である。芸能を鑑賞するだけではなく、同時に情報収集し互いの意思疎通を図る神々の社交場でもある。

わが国には、沈水香木と言われる東南アジアでのみ産出される天然香木の香りを鑑賞する芸道である香道がある。香道においては香を「聞く」と

表現するのが正式であり、「嗅ぐ」という表現は不粋とされる。これと同じようなものに、「味を見る」「利き酒」などがある。また、音を玉として見ることができる人もいる。しかも、色付きである。五感は相互に変換が可能のようだ。

最近では、TEDでのスピーチで話題になったアーティストのニールハービソンは、生まれつきの色覚異常で色を識別できない。彼はその問題を解決すべく10年以上前から光の波長を測り、音として変換する装置を開発して、自らの頭蓋骨に埋め込み、色を「見る」から「聴く」ものに変換している。

・・・・・・・・・・・・・・・・・・・・・・

臭いと直結する大脳辺縁系に対して、精油（エッセンシャルオイル）、または精油の芳香や植物に由来する芳香を用いて心身の健康やリラクゼーション、ストレスの解消などを目的とするアロマセラピーは有効的な治療法である。音では、イルカやクジラの鳴き声がうつ病などに治療効果があるという報告がある。

イルカやクジラは哺乳類に属し、進化の過程で一度は陸上生活をしたがその陸上生活を捨て、再び海へと回帰した。なぜ、先祖帰りをしたのであろうか？　先祖帰りにどのような意味があるのであろうか？　なぜ、その鳴き声が私たちの疲れ果てた心身を癒すのであろうか？

イルカは、ものすごい超音波を発することができる。アメリカ海軍の研究により、イルカは少なくとも160万Hzヘルツの超音波を発していることがわかっている。音の高さを周波数と言い、周波数が大きいほど高い音となる。聞こえる高さは動物によって異なり、例えば、身近な動物であるネコは5万Hz、人は2万Hzまでと言われている。人が聞こえない音は超音波と呼ばれているが、まさにイルカは超音波の世界で生きている。私たちは超音波を聞けないが、水中ではっきりと感じることができる。例えば、イルカと一緒に海中にいるとき、イルカが人に向けて超音波を発することがたびたびある。そうした超音波を当てられると、まるで体の一部をビシビシと突かれたように感じる。超音波は、確かにエネルギーだと実感する瞬間である。この超音波という強力なエネルギーが、人の心身に影響を与え、病いなどを改善させるのではないだろうか。

ここ最近、増加の一途を辿っている認知症は、難聴や聴覚の機能低下のある人は罹患しやすいというデータがある。また、認知症になった人の多くに嗅覚低下が認められる。認知症の治療に、今後の12脳神経へのアプローチが鍵を握っていることは確かだ。

●生命　流れ　破壊

すべては流れの中にある。流れこそが真実である。武道や相撲、賭け事においても流れがすべてである。流れを読みきれない者はこれらの世界では生き残れない。

20年間無敗の麻雀の達人、雀鬼と称される桜井章一は、

「麻雀卓を回っている情報に意味はない。流れをつないでいけば世界は広がる。流れの感覚は非常に大事である」

分子生物学者福岡伸一は、

「エントロピー増大の法則に抗う唯一の方法は、システムの耐久性と構造を強化することではなく、むしろその仕組み自体を流れの中に置くことなのです。

つまり流れこそが、生物の内部に必然的に発生するエントロピーを排出する機能を担っていることになるのだ。

生命とは動的平衡にある流れである。例えば、貯蔵物と考えられてきた体脂肪でさえもダイナミックな流れの中にある。需要と供給のバランスがとれているときでも、内部の在庫品は運び出され、一方で新しい品物を運び入れる。脂肪組織は驚くべき速さで、その中身を入れ替えながら、見かけ上、ためている風をよそおっているのだ。すべての原子は生命体の中を流れ、通り抜けているのである」

つまり、**真実は流れの中にあるということだ**。先人は、時間とともに七変化する気の姿の中にそれを観た。そして、その気の流れを数に置き換えた。一見無秩序に見える流れの中にも法則性はある。

秩序は無秩序へ、形あるものは崩れる。エントロピー増大の法則である。生命現象は、この世界にあって、もっとも秩序ある仕組みである。しかし、エントロピー増大の法則は、この生命の上にも、細胞ひとつひとつまで容赦なく降り注ぎ、タンパク質を変性させ、細胞膜を酸化し、DNAを傷つける。すこしでもその法則に抗うために、生命はあえて自らを壊すことを選択した。

率先して自らを壊すことで、変性、酸化、損傷を、つまり増大するエントロピーを必死に汲み出しているのだ。生物はわざわざエネルギーを使って積極的に自らを壊しては、つくりかえているのだ。

最新の生物学が明らかにしたことは、タンパク質の合成経路は一通りしかないけれど、分解経路は何通りもある。つまり、生物は壊すことの方が主であるということだ。

しかし、流れが停滞すると、物質・エネルギー・情報の交換の相補性の支えが狂ってしまい、破壊によるエントロピーが蓄積してくる。破壊はあくまでも流れていることが前提となっている。**生命が最も忌み嫌うものは流れの停滞である**。

生命は流れている。その流れは、大らかで、健やかである。しかし、その流れが停滞すると、人は病む。その流れを停滞させるものとは？「がんが自然に治る生き方」（プレジデント社）の著者ケリー・ターナーは、末期がんから自力で生還した人たちの「9つの習慣」を明らかにした。

- 抜本的に食事を変える
- 治療法は自分で決める
- 直観に従う
- ハーブとサプリメントの力を借りる
- 抑圧した感情を解き放つ
- より前向きに生きる
- 周囲の人の支えを受ける
- 自分の魂と深くつながる
- 「どうしても生きたい理由」を持つ

●脳と電磁波

脳には、神経細胞（ニューロン）と神経膠細胞（グリア細胞）がある。

グリア細胞は神経系を構成する神経細胞ではない細胞の総称であり、神経細胞と神経細胞の間を埋めている膠の役目をしていることから、この名が付いた。しかし、間隙を埋める役割だけを持つ細胞ではない。グリア細胞は、微小突起の**形態を変化**させることによってシナプス機能を調節していることが明らかになってきた。まるでアメーバみたいにクネクネとその形を変化させて、シナプス間隙の神経伝達物質の行き来を微調整している。

更に中田力氏によると、グリア細胞の中は空洞になって、その内部には乾いた**二酸化炭素ガス**が含まれている。脳におけるグリア細胞の数は、神経細胞の10～50倍もあり、**脳内には相当数の空洞**があることになる。脳を、外からのショックに対して和らげる緩和作用になっていることは間違いない。

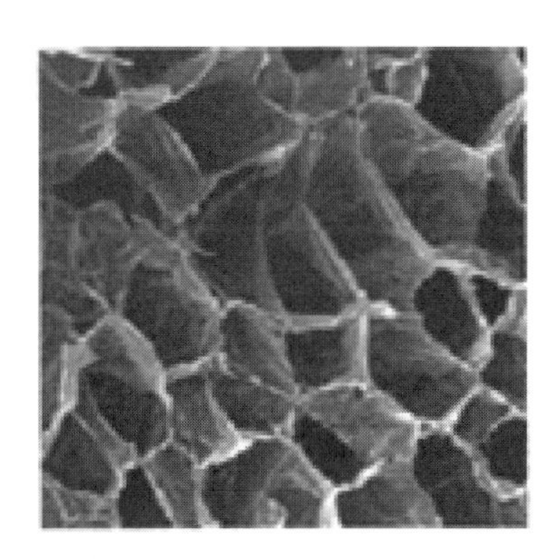
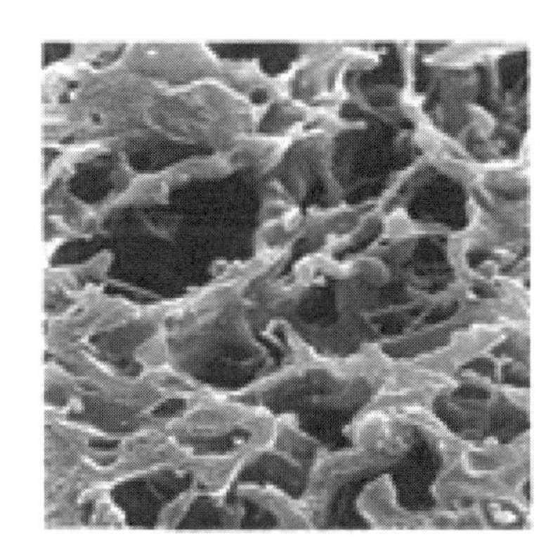

発泡スチロール（左）とグリアのマトリックス（右）

また、グリア細胞の中の空洞によって、脳の比重が小さくなる。これまで、脳の比重が小さいのは、脳をつくる物質の主体が脂質であることで説明されてきたが、これだけでは比重が小さいことの証明にはならない。グリア細胞の中の空洞の存在によって初めて説明が可能となる。脳の比重が小さくなると、脳は脳脊髄液に浮きやすくなる。実際に、脳は内側と外側から脳脊髄液に取り囲まれて、脳脊髄液の中にまるで水中に浮いている豆腐の如くに浮いているのだから。

脳の内側には脳室、外側には脳槽という大きな空間、内部にはグリア細胞の無数の空洞がある。そして、その内部は、脳脊髄液という**液体**と二酸化炭素ガスの**気体**で満たされている。脳の大部分を占めるグリア細胞の乾いた空洞と、脳脊髄液に充ちた内外の空間。この対比の意味するものは？

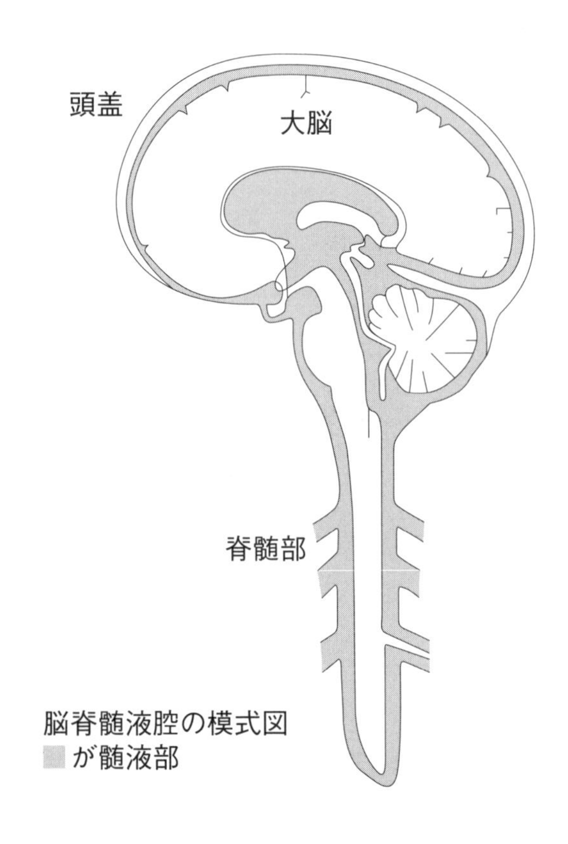

脳脊髄液腔の模式図
■が髄液部

第一に考えなければならないことは、空洞には邪気が溜まることである。今風に言えば、**電磁波**である。脳は電磁波が非常に溜まりやすく、かつ電磁波の影響を強く受ける。脳内の無数のグリア細胞の乾いた空洞に二酸化炭素が含まれているのはそのためではないだろうか。二酸化炭素には赤外線（電磁波の一種）を吸収し、また放出する性質がある。赤外線が吸収されると熱を蓄える。私たちの身近にある赤外線ヒーターは、その温熱効果を利用したものである。一方、蓄えられた赤外線が放射されると脳は冷却される。放射冷却である。ちなみに、脳に溜まった余剰な熱を抜く「ツボ」に股関節部にある「居髎」がある。また、頸椎でも１・６水局の原理で金属音を使って脳の熱を抜くことができる。

そして、電磁波のエネルギーは水に吸収されることから、脳内の無数のグリア細胞内の乾いた空洞とそれを取り囲んでいる脳脊髄液は、電磁波対策にはたいへん都合の良い構造になっていることが分かる。

ニューロンに比べてグリア細胞は、脳の中ではあくまでも一脇役に過ぎない、とこれまでは考えれてきたが、この脇役はその形を変えてまで陰日向で日夜を厭わずにニューロンの働きが支障きたさないように働き続けている。しかし、致命的な弱点をもつ。それが**電磁波**である。今日の短期間で急速に発達を遂げた情報化社会がもたらす電磁波の嵐に、グリア細胞は太刀打ちできずに疲弊困憊している。

身の回りの電子機器から発せられる過剰な電磁波は、グリア細胞内の空洞に溜まる。グリア細胞内の空洞に過剰に電磁波が溜まると、脳のもつ機能に支障をきたす。臨床的には、頭痛、肩こり、不眠症、顔面ケイレン、イライラ、目の疲れ等々。実際にNAM治療で脳に溜まった電磁波を抜くと、これらの症状は一気に改善される。既に、実証済みである。

●盲腸と電磁波

電磁波は脳だけではなく、お腹の盲腸にも溜まる。盲腸と電磁波の関係を考えるようになったキッカケは、野口晴哉の放射能操法にある。終戦後、広島や長崎で放射能に被爆した多くの人たちの身体を観て、盲腸に放射能が溜まっていることを見つけた。指先だけで！　まさに天才の為せる業である。

虫垂はそれ自体生理機能がなく、退化した痕跡の臓器といわれてきた。外科医はかつて虫垂を切除することにあまり抵抗を感じずに、開腹したついでに虫垂炎の予防のためといって異常のない虫垂を切除した例もあった。ところが最近、この虫垂の働きが意外にもとても重要であることがわかってきた。

私たちの体で不必要な組織と考えられていた虫垂に存在するリンパ組織が、**粘膜免疫**で重要な役割を果たすIgAの産生に重要な場であり、腸内細菌叢の制御に関与していることが分かってきた。つまり、大腸の善玉菌と悪玉菌のバランスをとっている。

筆者は、インフルエンザの流行時やインフルエンザワクチン接種した高齢者には必ず盲腸の電磁波を抜く治療をおこなう。その理由は、免疫力を高めるためである。

数霊理論では、盲腸は8、電磁波は3となる。つまり、盲腸は3・8木局して、電磁波を取り込み、放電していると考えられる。その際に、**腸間膜**（とくに脂肪）が深く関与していると筆者は推測する。

2012年に、メリック大学病院のJ Calvin Coffeyらの研究チームは、腸間膜が他の臓器と分離した構造ではなく、他の臓器と連続した構造をもつ事実を発見した。その後4年間にわたって、研究チームは、腸間膜が臓器の1つであるエビデンスを蓄積し、2016年末に論文を発表した。Coffeyによれば、「腸間膜は解剖学がずっと信じていた断片化された組織ではなく、1つの連続的な構造である事実が明確になった」と語っている。

腸間膜は、血管、リンパ管、神経と消化管をつなぐ幹線路であり、**内臓脂肪**が蓄積する場所でもある。腸間膜に蓄えられた内臓脂肪は、単なる余剰栄養の貯蔵庫としてだけではなく、盲腸との関係性の中で電磁波や身体の中で発生した電気や静電気などを溜める機能をも同時に併せ持っていると考えられる。と言うことは、多量の内臓脂肪を抱えるメタボ患者は、電磁波を多量に溜め込んでおり、かつ電磁波の影響を強く受けていると推測される。

また、盲腸と腸間膜の関係性は、**がんの転移**にも見受けられる。がん細胞を盲腸に入れるとどういう訳か腸間膜に転移する。その他には、脾臓にがん細胞を入れると脾臓に留まらずに、肝臓に移って肝転移がんになる。大腸がんの半分は肝転移がある。脾臓や心臓には滅多に転移しない。このようながん転移の傾向から、筆者には腹部にある独自な気の交流が観えてくる。

腸間膜の腹膜面の総面積は1.7～2.0 m2に達する。これは体表の表面積にほぼ等しい。体の中にも皮膚があるようなものか・・・？

●矢追インパクト療法

医本来の目的は、人間の**生命の質の向上**にある。それなのに何故、現代医療は生命の質の低下という致命的な欠陥をもつのか？　この矛盾を医療現場の医師たちはどのように考えているのであろうか？

長年にわたって現代医療に失望していたが、現代医療の場にも素晴らしい画期的な治療法を独自に開発した医師がいた。矢追医院院長・矢追博美、矢追インパクト療法である。矢追インパクト療法は、アレルギーの減感作療法をヒントに、1980年代後半に完成させた治療法である。この治療の有効性は世界で公式に認められており、発案者の矢追博美は、医療に広く貢献したとして2009年「国際連合」および「ローマ法王ベネディクト16世」より表彰、また2011年「アメリカ大統領・バラク・オバマ氏」より大統領最高賞を受賞している。

しかしなぜか、我が国の医療現場では余り普及していない。全国的にみても、矢追インパクト療法を治療に取り入れている医師は100人に満たないであろう。良い治療法はなぜか普及しないということか・・・。

◇矢追インパクト療法の考え方

現代は、過保護な環境に加えて過度な精神的ストレスと汚染物質があふれた時代である。それらが積み重なって、人々の免疫力は低下している。免疫力の低下に伴って、個人の特徴である遺伝的に弱い部分からさまざまな病気を発症していくと考えられる。（遺伝的に鼻が弱い人はまず先に、副鼻腔炎、アレルギー性鼻炎などを起こしやすく、遺伝的に胃腸が弱い人は慢性下痢、慢性胃痛という形で病気を起こしてくる）

矢追インパクト療法は、適度な間隔で適切なインパクト刺激（インパクト注射）を体に与えることで、その人が本来もっている免疫のポテンシャルを回復させ、自然治癒力を最大限に引き上げ、病気の自然治癒を促す方法である。

◇やり方

カンジダやハウスダストなどの５種類ほどのアレルゲンエキスを数千万倍～数京倍に希釈した薬液を皮内もしくは浅層皮下へ数ヶ所に極少量（0.005 ～ 0.03ml）注射する。注射の頻度（個人差が大きい）は病状や反応によるが、最初は３日から 10 日間隔で注射をおこなう。体調の改善が確認できたら、注射の間隔を２週間、３週間と徐々に伸ばしていく。

気になる副作用であるが、注射後に眠気やだるさや微熱がごく稀にあるくらいで、命にかかわるような危険な副作用は現在まで報告されていない。

◇適応疾患

・鼻の病気（アレルギー性鼻炎、蓄膿症、いびき、鼻閉、鼻茸など）
・耳の病気（耳鳴、難聴、めまい、中耳炎）
・目の病気（アレルギー性結膜炎、緑内障、白内障、眼瞼下垂）
・口、のどの病気（口唇ヘルペス、口内炎、扁桃炎）
・皮膚の病気（アトピー性皮膚炎、蕁麻疹、アレルギー性皮膚炎、脱毛症）
・自己免疫の病気（膠原病、関節リュウマチ、クローン病、甲状腺疾患）
・精神の病気（うつ病、認知症、不安神経症、自律神経失調）
・呼吸器（喘息、風邪、慢性気管支炎）

・婦人科の病気（月経不順、更年期障害、つわり）
・小児の病気（虚弱体質改善、小児喘息、自閉症、てんかん）
・悪性疾患（各種癌）
・美容（アンチエイジング効果　白髪の黒化、肌の若返り）

その他、あらゆる内科的な慢性的な症状に効果がある。

・・・・・・・・・・・・・・・・・・・・・・・・・・

矢追インパクト療法を併用すると、筆者が独自に開発したNAM治療の治療成績は一気に向上した。当然、矢追インパクト療法そのものの治療効果は勿論のことであるが、矢追インパクト療法で免疫系をショックすることによってNAM治療の治療効果が高まったと推測する。

（本文中、敬称は省略する。）

おわりに

生命の根幹から癒される真の医療を追い求めて早40余年が過ぎた。医者に成りたての頃、現代医療にはなぜか馴染めずに鍼灸医療や民間療法、ヨガ、野口整体などに足繁く通った。とくに、野口整体に強い興味を抱き、創始者の野口晴哉の書を読み漁った。

野口晴哉の生命観に筆者が追い求めていた全てがあった。感動に打ち震え涙したが、なぜか野口晴哉亡き後の整体協会本部に赴き何かを学ぼうとは一切思わなかった。鍼灸医学にわずかな残り香を感じ、鍼灸治療を独学で治療に取り入れた。しかし、結果は惨憺たるものだった。

鍼灸治療の素晴らしさは頭では理解し、納得していたが、それはあくまでも鍼灸の名人しかできない名人芸だった。名人芸は医術として成り立っても、学問の対象にはなり得ない。暫く挫折感と失意に打ちひがれたが、次の一言でひと筋の希望の光が見えた。

「乳牛にモーツァルトなどのクラッシック音楽を聞かせると、乳の出がよくなる。」

その刹那、筆者は閃いた。
「耳で聞かせて音楽に生理作用があるのなら、ツボに聴かせるともっと効果があるに違いない！」

筆者は、音楽を電気信号に変換した微弱電流を通電する治療器具を製作し、ツボに通電する新しい治療法を試みた。モーツァルト、美空ひばりなどを試みたが、思うような治療結果は得られなかった。そんな或る日、腎経のツボに、何とはなしに波の音を通電してみた。「先生、前回の治療は効きました」この患者の一声で、初めてツボと音の関係性が垣間見えた。ツボと音は鍵と鍵穴の関係になっており、両者が合致しないと治療効果はないことを理解することができた。

以来、ツボと音の模索が始まった。どのようなツボ、どのような音が効果があるのか、模索の日々が続き、次第にツボと音の関係が明らかになっていった。しかしそれでも、筆者が追い求めてきた生命の根幹から癒される治療にはほど遠かった。目の前に立ち塞がる大きな壁の正体すら分からなかった。

そんな折、沖縄の地で真幸クリニック院長・上原真幸先生に出会った。筆者にとってはまさに運命的な出会いであった。上原先生の説く数霊理論によって、筆者の目の前に立ち塞がった大きな壁の正体が「**太極の壁**」であることがハッキリと、明確に理解することができた。

しかし、「太極の壁」は余り険しく、高かった。数霊理論を学んで10年、20年が経っても、なかなか「太極の壁」を破ることはできなかった。何度、挫折したことか・・・諦めかけたことも一度や二度ではない。しかし、筆者の数霊理論の理解が深まるにつけ、次第に「太極の壁」は破れていった。それに伴い、NAM治療の治療成績も徐々にではあるが向上していった。そしてついに、超難関の**5・10**土局の壁を破ることができた。具体的には、「玄牝治療」や妊娠中の母親の心音を使った「心音セラピー」など。この壁を破らない限り筆者が長年にわたって追い求めてきた生命の根幹から癒される治療は実現できない。しかし、これで終わりではない。まだまだ、5・10土局の壁を破る治療は幾らでもある。

・・・・・・・・・・・・・・・・・・・・・・・・・

医本来の役割は生命の質の向上にある。しかるに、現代医療の発達は生命の質の低下をもたらしている。平たく言うと、医療の発達が健康を害し、新たな病気を引き起こしているということだ。現在、半病人が増加の一途を辿っているという事実はその証となるであろう。

確かに、現代医療の発達によって様々な病気の治療が可能となった。それによって、救われた人もたくさんいることは間違いない事実である。しかるになぜ？

野口整体では、病気は治すものではなく、自然に経過させるものと考える。本来、身体には異常か所を自己修復する機能が備わっている。その機能を十全に機能させれば病気は治る。医療行為とは、この自己修復機能を妨げているものを取り除き、自己修復機能を十全に発揮させることにある。

しかるに、現代医療は病気しか診ていない。そして、自己修復機能をまったく無視して、その異常個所を早急に薬や手術などで取り除くことのみに専念する。その根底には、生命への不信感がある。現代医療のもつこの致命的な欠陥を正さない限り、生命の質の向上をもたらす医本来の役割を果たすことはできない。

21世紀を生きる私たち一人一人は地球を背負っている。地球を破壊し尽くしても余りあるほどの巨大なエネルギーを私たち人類が手にした現在、この実感は現実のものになった。特に、先進国に生きる私たちの果たす役割には大なるものがある。

衣・食・住という第一人権から自由・平等・博愛という第二人権を手に

*した先進国は、次なる地球保全・共生・戦争放棄という**第三人権**に目覚めなければならない。*

　*現代は、医学で見失われた**人間性の復興**（Spiritual Renaissance）の時である。*

参考文献

「ミトコンドリアはどこからきたか」（黒岩常祥　ＮＨＫブックス）
「ミトコンドリアのちから」（太田成男　瀬名秀明　新潮文庫）
「生物と無生物のあいだ」（福岡伸一　講談社現代新書）
「気の身体論」（三角大慈　現代書林）
「海・呼吸・古代形象」（三木成夫　うぶすな書院）
「ヒトのからだ」（三木成夫　うぶすな書院）
「生命形態学序説」（三木成夫　うぶすな書院）
「胎児の世界」三木成夫（中公新書）
「世界は分けてもわからない」福岡伸一（講談社現代新書）
「整体健康法」二宮進（PHP 研究所）
「鍼灸医学を素問するⅠⅡⅢ」（三角大慈　医学舎）
「がんが自然に治る生き方」（ケリー・ターナー　プレジデント社）
「腸は考える」（藤田恒夫　岩波新書）

「奇跡のバナナ」田中節三（学研プラス）

「脳のなかの水分子」（中田大　紀伊国屋書店）

「脳の方程式　いち・たす・いち」（中田大　紀伊国屋書店）

「脳の方程式　ぷらす・あるふあ」（中田大　紀伊国屋書店）

「心の病は脳の傷」（田辺功　西村書店）

「整体法の基礎」（野口晴哉　全生社）

「音と経穴で開く治癒のゲート」（三角大慈　ヒカルランド）

「山本巌の臨床漢方上下」（坂東正浩　福富稔明　メディカル・コーン）

「気の開発メソッド」（宇城憲治　合気ニュース）

「脳と古事記１７神」（三角大慈　ヒカルランド）

「母子の絆を強くする心音セラピー」（三角大慈　ＫＫロングセラーズ）

「ケーキを切れない非行少年たち」（宮口幸治　新潮新書）

「人は口から死んでいく」（安藤正之　自由国民社）

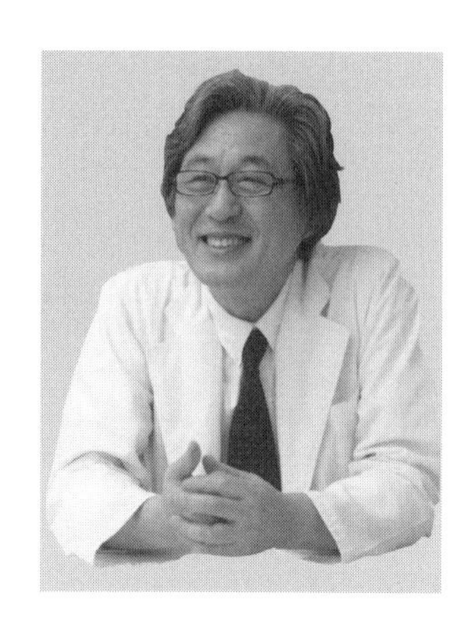

三角大慈

昭和52年山口大学医学部卒。学生時代より生命不在の現代医学に矛盾を感じ、真の医療の樹立を目指す。1981年に「天然医学」主宰。40年の歳月をかけて音による癒し・NAM治療を確立、2007年に心音装置[mama heartone 932]を開発。現在、福岡にて「みかどクリニック」を開設。

著書に、「母子の絆を強くする心音セラピー」(KKロングセラーズ)、「音と経穴で開く治癒のゲート」(ヒカルランド)「脳と古事記17神」(ヒカルランド)「鍼灸医学を素問するⅠⅡⅢ」(医学舎)「こんなに苦しまないと、人って死ねないの?」(医学舎)その他多数。

形象・数・音で鍼灸医学を科学する

2021年5月10日　初版第1刷発行

著　者　三角 大慈

発行者　松澤 和輝

発行所　医学舎

東京都豊島区千早3-34-5（〒171-0044）

TEL & FAX　03-3554-0924

発売所　星雲社（共同出版社・流通責任出版）

東京都文京区水道一丁目3-30（〒112-0005）

TEL　03-3868-3275　FAX　03-3868-6588

印刷・製本所　モリモト印刷

ISBN 978-4-434-28646-9

定価はカバーに表示してあります。